내 삶의 30년을 결정하는

명품 건강법

내 삶의 30년을 결정하는

명품 건강법

윤영호 지음

100세 시대,
생존 건강을 넘어
명품 건강으로 가는 길

메디치

당신의 건강자산은 얼마입니까?

인간은 수렵·채집 시대를 지나 농경 시대와 산업 시대를 거쳐 현재 정보 시대를 살아가고 있다. 수렵·채집 시대에는 식량을 구하기 위해 사냥을 나서야 했으므로 신체적 건강이 매우 중요했다. 그러나 농경 시대에는 봉건사회 체계 안에서 집단생활을 하며 좋은 인간관계를 유지하는 등 사회적 건강이 큰 역할을 했다.

이어지는 산업혁명 시대에도 사회적 관계가 중시됐다. 달라진 것이 있다면, 생활과 사회환경의 급격한 변화에 따른 스트레스 관리가 화두로 떠올랐다는 점이다. 이러한 변화는 현대에도 이어지고 있으며, 이제 사회적 건강보다 정신적 건강이 더욱 강조되는 추세다.

그렇다면 미래에는 어떨까? 여러 건강 관련 자료들을 분석해보니, '영적 건강'이 중요한 위치를 차지할 것으로 보인다. 봉사, 종교적 경험, 명상 등을 통해 삶의 분명한 이유와 의미, 즉 목적이 있는 삶을 유지하고자 하는 마음이 바로 영적 건강이다. 영적 건강은 현대인의 우울증이나 자살 충동과도 관련성이 높다.

시대적 변화에 따라 이렇게 다양한 측면에서 건강에 관한 관심과 중요도가 증폭된 것은 평균수명이 길어진 것과 무관하지 않다. 길어진 시간만큼 더 많은 건강위험요인에 노출되고, 질병을 갖고 살아야 할 시간이 길어지기 때문이다.

그런 의미에서 초고령화 시대의 우리는 모두 '잠재적 질환자'이거나 '현재 질환자'이다. 나이가 들면서 대부분 성인병의 위험에 노출되고, 육체적 질병이 없다 한들 정신적으로 건강하지 못할 수도 있어서다. 과거 감염병과 같은 급성질환으로 생사가 달라졌던 시대에서 당뇨와 고혈압 등 만성질환의 시대로 변화하는 과정이니 건강에 대한 개념도 달라져야 하는 것은 당연하지 않을까?

그리고 지금, 한 가지 더 급박한 건강 위기가 우리 앞에 놓여 있다. 바로 코로나19다.

"코로나 팬데믹이 빨리 끝났으면 좋겠어요."

최근 많은 외래진료 환자가 의사들에게 하소연하는 말이다. 그들은 심각하다. 사회적 거리두기로 지친 마음이 보태어졌을 수도 있겠지만, 현재 치료받고 있는 질병이 약으로만 치료되는 것이 아니라 건강 습관을 함께 관리해야만 효과가 있다는 사실을 잘 알고 있는데, 활동의 제약으로 건강 관리에 빨간 불이 켜졌기 때문이다.

활동에 제약이 생긴 팬데믹 시대에 혼자만의 힘으로 줄어드는 운동량과 늘어나는 체중을 관리하기란 쉽지 않다. 오죽하면 '확찐자'라는 신조어가 생겼을까. 고혈압과 당뇨 같은 만성질환자들의 경우, 그동안 잘 관리되던 혈압이나 혈당이 올라가면서 약의 용량을 늘려야 할 상황에 처한 사람이 많다.

건강하던 사람들도 사정은 다르지 않다. 운동량은 줄었는데 음식물 섭취는 늘어나면서 '당뇨 전단계' 혹은 '고혈압 전단계'로 건강상태가 악화되었고, 기존에 전단계에 속했던 사람들은 이제 당뇨·고혈압 환자가 되는 건강 위기가 찾아왔다.

육체의 질병만이 아닌 마음의 병인 우울증도 증가했다. 2018년 대국민조사를 했을 때는 일반 국민에서 가벼운 우울단계였던 비율이 11.5%에 불과했으나 2021년 조사에서는 26.2%로 약 2배로 증가했으며, 중등도의 우울단계도 2.7%에서 11.2%로 급증했다. 특히 만성질환자들은 건강한 사람들에 비해 정서적인 고통이 더욱 크다. 결국 코로나 팬데믹은 감염의 위험과 지병의 악화라는 이중의 고통에 정서적 고통까지 더해져 삼중의 고통을 안겨주고 있는 셈이다.

그러나 역설적으로 코로나 팬데믹은 인류 스스로 건강의 실체를 적나라하게 들여다볼 수 있게 했으며, 그 중요성을 재인식하는 의외의 결과를 불러왔다. 단지 질병에 걸리지 않았다고 해서 건강한 것이 아니라 균형 잡힌 식사, 적절한 신체활동, 사회적 활동, 종교활동 등 좋은 '건강 습관'을 지녔을 때 건강을 지킬 수 있다는 것을 깨닫게 된 것이다. 아울러 코로나19 감염 예방도 방역만이 아닌, 우리 스스로 익숙해져 있던 건강 습관에 의해 유지되고 있었다.

건강은 생물학적 건강만을 말하지 않는다. 때문에 노화는 반드시 건강 악화를 의미하지 않는다. 생리적 건강이 취약해지더라도 생각의 전환, 실천하는 행동, 건강 습관으로 신체적·정신적·사회적·영적 건강 등 전인적 건강은 오히려 더 좋아지고 노력에 따라 얼마든지 극복할 수 있다. 건강의 이상과 현실의 간극을 어떻게 줄일 수 있느냐가 관건이지만, 개인에 대한 이해를 바탕으로 만들어진 건강한 행동을 지속하여 습관으로 자리 잡게 하면 된다.

"It is not the strongest of the species that survive, nor the most intelligent, but the one most responsive to change."(살아남는 종은 가장 강한 종도 아니며 현명한 종도 아니라 변화에 가장 잘 적응하는 종이다.)

팬데믹 이후의 건강을 염려하는 요즘, 자연선택에 의한 진화론을 내세운 찰스 다윈의 말이 떠오른다. 코로나19는 자연이 인류에게 주는 마지막 경고일 수 있다. 이 문제를 이해하고 올바른 대책을 강구하기 위해서는 '무엇이 건강에 좋다'는 단편적인 정보가 아니라, 인간의 진화와 건강에 대해 정확히 알아야 한다. 더 나아가 4차 산업혁명이라는 새로운 시대에 새로운 패러다임의 건강을 정립하고, 그에 맞는 대응 방식으로 위기를 극복하며 성장해야 한다.

나는 '1992년 암 진단 통보에 대한 연구'를 시작으로 '2000년 삶의 질 향상 연구과장', '2011년 스마트건강경영전략연구실'을 통해 말기 환자의 통증과 웰다잉 연구 및 암 환자의 피로, 삶의 질, 건강 연구에 도전해 왔다. 삶의 질과 건강이 힘든 치료를 이겨 내 질병을 극복하게 하는 과정을 지켜보았으며 긍정적 생각, 주도적인 자세, 함께하는 삶이 환자들의 생존율을 향상하는 모습도 확인했다.

또한 임종 환자, 만성질환자, 암 생존자, 건강증진센터 수진자 등 다양한 환자들을 진료하면서 건강은 서로 영향을 주고받으며 사회환경도 건강에 중대한 영향을 미친다는 사실과 진료실에서 생각해보지 못했던 요인들이 훨씬 큰 영향을 미친다는 사실을 깨달았다.

우리가 잊지 말아야 할 것은 삶을 영위하는 데 필요한 것이 금융자산만이 아니라는 사실이다. '돈을 잃으면 조금 잃은 것이고, 친구를 잃으면 많이 잃은 것이며, 건강을 잃으면 모든 것을 잃은 것'이라는 말처럼 '건강'은 삶에 있어 중요한 가치를 가진다. 또한 당연히 금융자산처럼 건강자산이라는 금전적 가치로 평가해 볼 수도 있다.

나는 이 책을 통해 다양한 연구와 임상으로 정립하고 검증한 '건강 패러다임'과 '건강 프로그램'을 소개하여, 인류와 사회의 변화 속에서 나타나는 건강 문제들의 대응 전략으로 삼는 등 건강자산의 가치 인식 변화와 체계적인 관리를 꾀하고 싶었다.

우리는 이제 고통스러웠던 코로나 팬데믹을 벗어나 포스트 코로나를 준비하고 있다. 그러나 지난 2년 반 동안 세상은 엄청나게 달라졌다. 마스크를 벗었다고 해서 예전으로 완벽하게 돌아갈 수 있을까? 안타깝게도 과거로의 회귀는 불가능하다. 이제 우리가 해야 할 일은 코로나 팬데믹으로 겪게 된 건강 위기를 슬기롭게 뛰어넘고, 우리에게 닥친 건강 위기를 아예 더 높은 목표인 명품 건강을 위한 건강 회복과 성장의 기회로 삼는 것이다.

　여러분의 건강자산은 얼마인가? 마지막 책장을 덮는 순간, 이 궁극적 질문에 대답할 수 있을 것이라 확신한다. 이 책이 유일한 삶, 최고의 삶을 이끌어가는 이 땅의 진정한 영웅들에게 생물학적 건강이 아닌 전인적 건강 혁명의 시대를 살아갈 기회를 제공할 수 있기를 희망한다.

2022년 6월
서울대학교병원 가정의학과 교수
윤 영 호

CONTENTS

"우리는 몸이 해야 할 일을 빼앗았고
이제 그 대가를 지불하고 있다.
서구의 주요 사망 원인인 심장병, 중풍,
당뇨병, 우울증, 고혈압, 각종 암이 조상에게는
존재하지 않았다. 그들은 약도 없었다."
— 《본 투 런》(크리스토퍼 맥두걸)

시대를 알면
진짜 건강이 보인다

구석기 시대에도
성인병이 있었을까?

먹다 남은 음식 어떻게 처리할 것인가

미국 연수 갔을 때의 일이다. 낯선 이국땅에서 마주한 거리의 풍경은 믿기 힘들 만큼 대조적인 모습이 많았다. 걷는 것 자체가 힘들어 보이는 고도비만인 사람들을 보면 건강이 염려될 정도였다. 대조적으로 제대로 먹지 못해서 앙상하게 뼈만 남은 사람들이 행인에게 구걸하는 모습도 눈에 자주 띄었다. 도로에서 휠체어에 앉아 앙상한 얼굴로 지나가는 운전자에게 자선을 베풀어 달라는 사람들도 자주 보였다. 창문을 닫고 지나치던 나는 언제부터인가 1달러짜리 지폐를 모아 두었다가 그들에게 건네곤 했다.

심각한 비만인데도 양 많고 기름진 음식을 잔뜩 사 들고 가는 사람도 자주 보았다. 그렇게 비만인 사람이 운동하는 모습을 길에서 본 적은 없었다. 운동하지 않기 때문에 비만해진 것이겠지만,

운동을 할 수 없을 정도로 비만해진 것도 이유일 수 있다. 물론, 운동하는 사람도 많았다. 그들은 비만이 아니었으며 날씬하고 건강해 보였다.

우리와 너무 다른 식문화 탓에 나 역시 미국 생활을 하며 저절로 살이 찌는 느낌이었다. 가능하면 기름진 음식을 피하려고 노력했다. 한국에서 즐겨 먹던 쌈밥, 청국장, 칼국수, 볶음밥이 그리웠다. 하지만 직장 주변에 한식 식당이 없다 보니 참아야만 했다.

알다시피 미국에서 식사 메뉴로 쉽게 접할 수 있는 음식은 햄버거다. 처음에 '라지' 사이즈를 먹던 나는 남기는 것이 싫어 '미디움'으로 바꾸었다. 그런데도 햄버거랑 세트로 나온 감자를 다 먹은 적이 없었을 만큼 양이 많았다. 남은 음식을 버리자니 아깝고 죄책감까지 들었다. 하지만 배가 너무 부르고 살찌는 것이 염려되어 결국 버릴 수밖에 없었다.

어느 날엔가 한눈에 보기에도 오랜 시간 굶주린 듯한 두 사람이 내가 있던 햄버거 매장으로 들어왔다. 허름한 옷차림에 구멍 난 신발을 신은 그들은 주변의 시선에도 아랑곳하지 않고 허겁지겁 음식을 먹어 치웠다. 그 모습을 보며 그동안 남은 음식을 버렸던 일들이 더욱 부끄럽고 죄스러워 고민에 빠졌다. 남은 음식을 버리는 것이 옳을까, 아니면 다 먹어야 하나? 그렇다고 싸 들고 가기도 곤란했다. 다시 사무실로 돌아가야 했기 때문이다.

시대를 알면 진짜 건강이 보인다

집에서도 마찬가지였다. 식사 후 음식이 남은 경우, 냉장고에 보관하기에 양이 좀 애매할 때가 있지 않나. 물론 먹을 만큼만 요리하면 좋겠지만, 그렇지 못하는 경우가 있다. 남은 음식을 억지로 먹으려다가 이러다 살찌기 딱 좋겠다는 생각에 차라리 버리자고 내던진 날도 있다.

'내 몸에 버릴 것인가? 아니면 쓰레기통에 버릴 것인가?' 이게 딜레마였다. 이렇게 지구 한 편에서는 음식이 남아돌고 심각한 비만으로 고생하는가 하면, 다른 편에서는 기아로 많은 생명이 죽어간다. 내가 할 수 있는 일은 고작 길거리에서 걸인에게 1달러를 주거나, 음식을 어떻게 버려야 할지 고민하는 것뿐이었다. 미국 연수 기간 내내 다른 대안을 찾지 못한 나는 어떤 선택이 옳은지 매번 고민했다. 혼란이 거듭되던 어느 날, 나는 마침내 결정을 했다. 어느 쪽이건 버려야 한다면, 건강을 위해 내 몸에 버릴 수는 없었다.

우리 몸은 현대인의 풍요와 식욕을 감당할 만큼 진화하지 못했다

지구에 처음으로 생물체가 등장한 것은 38억 년 전, 원시 인류 '오스트랄로피테쿠스猿人, Australopithecus'가 등장한 것은 지금으로부터

600만 년 전의 일이다. 침팬지처럼 초식동물이었던 이들은 채집을 통해 채소와 과일을 먹으면서 생존에 필요한 에너지를 흡수하였는데, 충분한 양을 섭취하기 위해서는 하루 5시간 정도를 식사 시간에 써야 했다. 사냥을 통해 육식을 할 수 있게 된 시기는 250만 년 전인 석기시대, '호모 하빌리스直立猿人, Homo Habilis'가 등장하여 돌로 된 무기를 사용하면서부터다. 그러나 이때까지도 채소를 주로 먹었으며 가끔 사냥을 해서 고기를 먹었다.

현재 인간이 가진 유전적 특성을 고스란히 닮은 '호모 에렉투스Homo Erectus'는 약 200만 년 전에 등장했다. 연구마다 차이가 있지만, 불의 사용은 200만 년 전에서 30만 년 전으로 추정된다. 불은 어둠을 밝히고 추위를 막아 따뜻하게 해주었다. 인류 역사상 비약적인 진화를 이룬 계기였다. 더욱 중요한 것은 더 이상 날고기를 먹지 않아도 되었기에 인류의 진화에 큰 영향을 끼쳤다는 사실이다. 익힌 음식은 소화가 쉬워서 소화기관인 창자가 짧아졌다. 또한 생식보다 더 많은 에너지와 영양을 흡수할 수 있게 되어 잉여 에너지로 뇌가 발달했으며, 만일에 대비해 지방으로 바꾸어 체내에 축적할 수도 있었다.

그러나 음식을 안정적으로 먹을 수 있는 인간은 극소수에 불과했다. 대부분은 여전히 생존을 위한 채집과 사냥을 하느라 몸을 부단히 움직여야만 했다. 분명 이들에게서는 비만, 지방간, 당뇨병, 고콜레스테롤혈증(고지혈증) 등 현대인들의 만성질환을 찾아 보기 힘들었으리라.

이렇듯 우리의 몸과 뇌는 음식 등 생활환경에 적응해 유전적 으로 진화했다. 그 기간은 무려 수십만 혹은 수백만 년이 걸렸다. 또한 생존을 위해 잉여 에너지를 지방으로 저장하는 메커니즘은 현대 인류도 구석기 시대의 인류와 다르지 않다. 문제는 여기서 발 생한다. 우리의 음식이 100년 만에 인류 역사상 그 유례가 없을 만 큼 호화롭고 풍요로워졌기 때문이다. 인류는 생존이 아니라 음식 의 맛을 즐기는 식탐에 빠져들었고, 뇌는 달고 기름진 음식을 끊임 없이 갈망하도록 길들여졌다.

우리는 이제 다음 끼니를 먹을 수 있을지 고민하지 않는 시대 를 살고 있다. 굳이 체내에 지방을 저장해둘 필요가 없게 된 것이 다. 그런데도 몸은 여전히 남은 에너지를 지방으로 저장해 둔다. 진화의 속도보다 빠른 풍요로 인해, 아직 현대의 환경에 적응하지 못한 구석기 시대의 몸은 비만해지고 당뇨병이나 고지혈증이나 암 등 성인병을 유발하게 되었다.

우리의 몸은 자연 상태에서 생존할 수 있도록 최적화되어 있 으며, 자연 상태에서 생존에 적합한 여러 행동이 습관으로 남아 오 랜 세월 동안 유전적으로 각인됐다. 특히 초식동물로 시작해 잡식 동물로 진화한 인간은 석기시대의 몸과 유전적 특성을 거의 그대로 갖고 있다. 그에 비해 현대인의 생활은 과도한 음식물에 노출되어 있고 활동량은 무척 줄어들었다. 비만이 늘고 근력이 퇴화하는 것은 자연스러운 결과였다.

이 문제는 단순히 개인적인 게으름만을 탓해서는 해결되지 않는다. 음식의 유혹을 무시하고 석기시대처럼 굶을 수 있겠는가? 현대인들의 먹고 즐기는 음식과 의자 생활, 차량을 이용한 이동 등의 생활환경은 유전적으로 전혀 맞지 않는 부조화일 수밖에 없다. 그리고 비만은 그에 따른 자연스러운 결과일 뿐이다. 더욱 염려되는 것은 비만, 흡연, 과음, 운동 부족 등이 습관이 되어, 서서히 당뇨 전 단계, 경계성 혈압, 고지혈증을 유발하는 유전적 변화가 일어나 고착화된다는 사실이다.

만약 우리의 신체가 풍부한 음식 섭취에 적응해 넘치는 에너지를 지방으로 저장하지 않도록 유전적 변화가 일어난다면 비만이 줄어들고 성인병도 감소할 것이다. 이를 의학적으로 설명한다면, 우리 몸에서 포도당, 지방, 단백질 등 에너지원을 분해하는 효소의 양이 줄거나, 장에서 흡수율이 저하되어 배출해야 한다는 이야기다. 아무리 먹어도 살찔 염려가 없으니 좋아 보일 것이다. 매번 설사를 반복하는 지경이 된다는 사실을 알기 전까지는.

불필요한 에너지원을 흡수하지 않고 설사로 배출하거나, 매일 반복되는 설사에 적응하는 인간이 되거나 그 어느 쪽도 쉽지 않

시대를 알면 진짜 건강이 보인다

다. 이러한 유전적 변화는 우리가 살아 있는 동안에 절대 일어나지 않으므로 아예 기대도 하지 말자. 차라리 건강을 위해 음식에 관한 생각과 행동을 바꾸고 건강을 위한 노력에 집중하는 것이 옳다.

이제 우리는 인간의 유전적 특성과 시대에 따른 몸의 생리적 변화를 이해하고 건강관리의 패러다임을 근본적으로 전환해야 한다. 각 개인의 힘만으로는 불가능하다. 기업 등의 조직사회, 지역 사회, 국가 차원의 시스템적 협력방안이 함께 제시되어야만 한다. 그렇지 않다면 비만과 같은 건강 문제가 점점 악화되어 영원히 해결되지 않을 것이다. 이제는 먹고 마시고 움직이는 신체적 건강을 넘어 사회적·정신적·영적 건강을 위한 전인적全人的 건강 혁명에 관심을 가져야 할 때다.

과식과 운동 부족의 생활 습관에서 벗어나자

이제 전화번호를 얼마나 많이 외우느냐로 자신의 뛰어난 기억력을 자랑하는 사람들을 보기 힘들어졌다. 스마트폰이 일상화되면서 애써 전화번호를 외울 일이 없어졌기 때문이다. 뇌의 능력은 참으로 오묘하다. 무엇이든 외우려고 노력하면 기억하게 되는데, 자주 사용해도 외우려고 노력하지 않으면 기억나지 않는다. 가끔 가까운 이의 전화번호를 기억하지 못하는 이유가 단순한 건망증인지, 스마트폰에 의존하면서 기억력이 퇴보한 탓인지 혼란스럽다. 그나마 기억하고 있는 전화번호들은 옛날에 외웠던 집 전화번호나 가족의 전화번호뿐이다.

"150미터 앞 교차로에서 좌회전입니다."

머리를 쓰지 않아도 되는 일, 기억할 필요가 없어진 것의 가장 큰 사례는 아마도 내비게이션일 것이다. 몇 해 전까지만 해도, 차량용 내비게이션이 운전자의 필수품으로 등장하더니, 지금은 스마트폰만 있으면 누구나 내비게이션 앱을 사용할 수 있게 되었다.

그런데 문제가 있다. 다음에 다시 찾아가려 해도, 내비게이션이 없으면 목적지에 이르는 길이 도통 기억나지 않는다. 공간 인지기능이 떨어진 것일까? 마치 바보가 된 것 같다. 다행인지 불행인지 나만의 문제는 아닌 듯 비슷한 경험담을 털어놓는 사람이 많다.

머리 쓰는 일이 없어진 것이 이 정도이니 생활 속에서 수많은 육체노동이 사라진 것이 당연하게 보일지도 모르겠다. 우리 민족은 반만년 동안 한반도에 살면서 어디를 가든 걸어 다녔다. 그러나 이제는 일부러 도보여행을 선택하지 않는다면 교통수단을 이용해 어디든 쉽게 갈 수 있다. 1899년 5월 서울 종로에 전차가 개통되면서 교통수단의 근대화가 시작된지 불과 백이십여 년 만에 엄청난

시대를 알면 진짜 건강이 보인다

문명의 발전이 이루어진 것이다.

1968년에는 버스가 등장하면서 전차 운행은 중단되었고, 대한민국 사람들은 걷기보다 교통수단에 몸을 맡기게 되었다. 그러나 60~70년대까지만 해도 학교를 가거나 시장을 가거나 친척집에 갈 때 왕복 2~3시간 걸어다니는 일은 예사였다.

지금은 어떤가. 집 앞 마트를 갈 때도 승용차를 직접 운전하여 이동한다. 마트에 도착하면 또 어떤가? 계단은 통로라기보다 화재가 일어났을 때 사용하는 비상구로 인식하고 평소에는 에스컬레이터와 엘리베이터 이용을 당연시한다. 물론 장애인, 노인, 심장이나 폐가 나쁜 만성질환자들에는 꼭 필요한 시설이지만, 보행장애가 없는 일반인들도 엘리베이터가 보이면 고민하지 않고 몸을 싣는다.

기술적 발달이 우리의 활동을 줄여서 체력을 떨어뜨리고, 과다한 칼로리 섭취로 비만 인구가 늘고 있는 현실은 결코 바람직하지 않다. 그렇다고 해서 비만은 건강에 관심이 없어 노력하지 않아서 생기는 현상이라고 개인에게 책임을 떠넘기면 되는 것일까?

2017년 5월, 멕시코에서 열린 산악 마라톤 대회 여자 부문의 우승자가 화제가 된 적이 있다. 당시 대회에는 12개국에서 전문 훈련을 받은 500여 명의 선수가 참가했다. 그들을 모두 제치고 1등으로 50km 완주에 성공한 '마리아 로레나 라미레스'는 멕시코

협곡에 사는 원주민 여성이었다. 다른 선수들이 최고급 운동화와 운동복을 갖추고 달릴 때, 그는 재활용 고무 타이어로 만든 샌들을 신고 치렁치렁한 치마와 셔츠, 스카프 차림에 작은 물병 하나만 들고 달렸다.

사실 그는 AP통신 종군 기자였던 크리스토퍼 맥두걸의 책 《본 투 런Born to Run》에 등장하는 타라우마라 부족이다. '맨발로 달리는 사람들'이라는 뜻의 타라우마라 부족은 멕시코 북부의 고산지대 협곡에 살고 있는데, 달리기 축제가 시작되면 밤새 옥수수 술을 마시며 놀다가 아침 무렵부터 48시간 동안 쉬지 않고 달리는 것으로 알려져 있다.

오래달리기가 일상인 이들에게는 놀랍게도 비만을 비롯하여 당뇨병, 심장병, 고혈압 등의 성인병이 없다. 그뿐만 아니라 비만, 부패, 아동학대, 우울증도 없다. 50대도 오래달리기를 하고, 80세의 노인도 계곡을 달린다. 게다가 험준한 협곡에 사는 만큼, 이들이 뛰는 곳은 돌과 바위가 즐비한 비탈길이다. 멕시코 역사학자 프란시스코 알마다는 그가 알고 있는 타라우마라 인이 한 번에 700km를 달렸다고 말한다. 무려 서울과 부산을 왕복하는 거리에 가깝다.

크리스토퍼 맥두걸은 《본 투 런》에 이렇게 쓰고 있다.

"우리는 몸이 해야 할 일을 빼앗았고 이제 그 대가를 지불하고 있다. 현대인의 주요 사망 원인인 심장병, 중풍, 당뇨병, 우울증, 고혈압, 각종 암이 우리 조상에게는 존재하지 않았다."

바쁘다는 핑계로 엘리베이터 앞에 선 나는 몇 층만이라도 뚜벅뚜벅 걸어올라갈 시간적·육체적 여유를 갖고 있지 못하다. 한 층이라도 계단을 오르고 싶지만, 정작 필요한 계단은 사라지고 에스컬레이터만 설치한 곳도 있다. 걷기를 선택할 수 있는 자유마저 빼앗긴 기분이다.

기술의 발달로 인해 건강이 나아진 것처럼 보이는 것은 일종의 착시현상이다. 유심히 들여다보면 신체적·정신적·사회적 건강에 이상 신호가 나타나고, 부분적으로는 위기 상황으로 발전할 수 있다. 우리가 당면하고 있는 팬데믹 시대의 비만과 성인병 위험과 같은 건강 이상 경고만 보더라도 그렇다.

시대를 거슬러 성인병으로부터 자유로웠던 구석기 시대로 되돌아갈 수는 없다. 또한 이 모든 편리한 문명의 이기를 버리고 원시인처럼 살아갈 현대인이 있기나 할까? 하지만 건강을 잃고 삶의 질이 떨어져 겪게 될 고통은 온전히 우리의 몫이다.

또한 한 사람의 건강은 곧 그 사람이 속한 국가와 사회의 경쟁력이다. 그러니 정부와 사회가 건강을 개인의 책임으로만 맡기면 안 될 것이다. 그러니 이제 나와 우리, 이 사회 모두 건강을 돌볼 수 있는 '건강 르네상스'를 준비해야 한다. 타임머신을 타고 시간을 거슬러 구석기 시대로 돌아갈 필요도 없다. 생존을 위해 몸과 유전 사이의 부조화를 고민하고, 변화하기 위해 생각과 행동을 바꾸자. 나의 몸과 건강을 향한 진지한 관심이 그 시작이다.

　당연한 말이겠지만 결과는 바로 나타나지 않는다. 자신을 믿고, 할 수 있다는 긍정적 생각으로 건강 습관을 만들어갈 때 1년, 10년, 20년 뒤에 결실을 맺을 수 있다. 과거의 건강으로 귀환이 아닌 새로운 명품 건강의 탄생으로.

무병장수의 희망,
유병장수의 현실

중년 이후 건강 위기는 정해져 있다

"전하, 소갈증에 기름진 음식은 금물이옵니다. 고기보다 채소를 주식으로 하시옵소서."

"전하, 오늘 날씨가 좋사옵니다. 옥체를 위해서라도 서안 앞에만 계시지 마시옵고 후원에라도 납시어 꽃을 보며 걸으시옵소서."

만약 내가 조선 시대에 태어나 세종대왕을 보필하는 어의가 되었더라면 매일 이렇게 잔소리를 했을지도 모르겠다.

대한민국의 국민이라면 누구나 존경하는 세종대왕은 소갈증消渴症, 현재의 당뇨병 환자였다. 현대 의학으로 미루어 보건대, 조선 왕조에 소갈증 병력을 앓은 임금이 많으니 가족력이자 유전적 특성이 분명하다. 그러나 유독 고기를 좋아하고, 업무에 집중하느라 책

상 앞에 앉아 있는 시간이 길었던 그의 식성과 환경을 무시할 수
없다.

역사에 만약이란 없지만 이런 상상을 해본다. 당시 어의가 소
갈증이 육식 위주의 식단과 운동 부족과 관련이 있다는 지식이 있
었다면 어땠을까? 세종대왕을 위해 수라간에 일러 채소 위주의 저
칼로리 고영양식 식단을 짜게 했다면 어땠을까? 세종대왕이 좀 더
오래 살았다면 조선의 역사가 달라졌을지도 모르겠다.

어느 날 응급실로 실려온 60대 여성이 갑자기 호흡곤란이 왔
다고 호소했다. 그동안 특별히 가슴에 통증이 있었던 것은 아니었
다. 평소 건강하다고 생각하여 건강검진도 받지 않았다. 결국 그는
심장의 관상동맥 3개 중 2개가 폐쇄되었다는 심경색 판정을 받았
다. 응급으로 '관상동맥혈관 성형술'을 받은 그는 중환자실에 입원
했으며, 다행히 안정을 찾아 2주 만에 퇴원한 후 외래에서 약물치
료로 증상을 조절하게 되었다. 이후 그는 체중도 줄이고 음식도 조
절해서 특별한 문제 없이 잘 지냈다. 그러나 10여 년이 지나서 다
시 같은 증상이 나타났다. 또 한 번 '관상동맥혈관 성형술'을 받아
야만 했다.

50대 중반의 한 남성은 평소 흡연을 즐겼는데, 오랜만에 받은
종합검진에서 한 개의 관상동맥혈관이 90% 이상 막혀 있고, 다른
두 혈관도 70%, 50% 이상 좁아져 있는 것이 발견됐다. 그 역시 '관

상동맥혈관 성형술'을 받고 무사히 퇴원했다. 응급실에 실려 가는 위험한 상황을 겪지 않아도 되었으니 천만다행한 일이었다. 그는 현재 담배를 끊고 금연 중이다. 그러나 심장에 미치는 부정적인 영향은 대개 금연 후 1년이 경과해야 흡연자의 절반 수준으로 감소하는 것으로 알려져 있다. 30년간 흡연한 그는 '저선량 폐 단층촬영low dose computer tomography'을 매년 받아야 한다.

두 환자를 예로 들었지만, 중년 이후에 찾아오는 건강 위기는 바로 당신의 이야기일 수 있다. 건강보험심사평가원에 따르면 2020년 외래진료를 받은 고혈압·당뇨 환자가 1,590만 명에 달했으며, 이는 19세 이상 성인의 37%에 해당하고 전년보다 4% 늘어난 수치다. 2021년 대국민조사에서는 전체 유병률이 26.4%였으며 나이가 많을수록 유병률이 높아 50대는 34.5%였지만, 60대 60.3%, 70대 이상은 87.9%가 질병이 있었다.

인생의 가장 큰 위기가 무엇인지를 조사해보면 40, 50대는 자신의 건강보다 자녀 양육, 경제적 문제, 가족 건강 문제 등을 더 중시하는 경향이 있다. 이들이 걱정하는 가족 건강 문제란 대부분 부모의 건강이며, 60대로 넘어가면서 자신의 건강 문제를 가장 심각한 인생 위기로 꼽는다. 같은 주제로 서울의대, 한국건강학회, 덕인원이 함께 조사한 2021년 전국조사에 따르면, 60대는 36.4%, 70대는 53.2%로 나타났다. 2018년 조사에도 60대 이상에서 자신

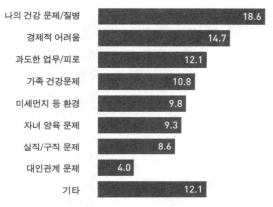

그림 1-1   현재 겪고 있는 위기 (단위: %)

나의 건강 문제/질병	18.6
경제적 어려움	14.7
과도한 업무/피로	12.1
가족 건강문제	10.8
미세먼지 등 환경	9.8
자녀 양육 문제	9.3
실직/구직 문제	8.6
대인관계 문제	4.0
기타	12.1

출처: 윤영호, 2021년 일반 국민 건강관련 인식 및 관리실태 조사

의 건강 문제가 33.3%로 1위였으며 50대에서는 가족의 건강 문제가 19.5%로 1위였다.

조사에서 알 수 있듯, 40세 이후에 찾아오는 건강의 위기는 이미 정해져 있다. 현재의 건강은 지난 20년 이상 건강 습관에 의해 결정되기 때문이다. 또한 고령자의 경우, 질병으로 고통 받으며 자식들과 사회에 부담되고 무기력하게 오랜 기간을 보내는 것이 두려워 죽음을 선택하는 사람들도 있다. 하지만 이는 분명 잘못된 선택이다.

나이가 들수록 건강을 위협하는 위험요인이 많아지고 축적되어 질병이 늘어날 수밖에 없다. 그러나 질병이 있는 60, 70대라도

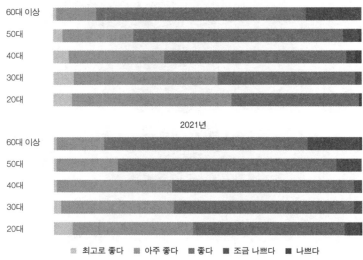

그림 1-2 연령별 건강상태

2018년

2021년

최고로 좋다 ■ 아주 좋다 ■ 좋다 ■ 조금 나쁘다 ■ 나쁘다

출처: 윤영호. 2021년 일반 국민의 임신육아, 국민건강 관련 인식 및 관리방안에 대한 조사

스스로 신체적, 정신적, 사회적으로 혹은 영적으로 건강하다고 느끼는 사람들이 있다. 그들은 긍정적인 생각, 주도적인 태도, 목적이 있는 삶, 봉사하는 삶을 살아간다. 질병이 없는 상태의 건강을 생각하기보다, 질병이 있어도 어떻게 건강할 수 있을까를 고민하는 것이 더 현명하지 않을까?

이제 평균수명 백세를 바라보는 시대다. 40대라면 앞으로 살아갈 날이 더 많이 남아 있고, 50대라면 중요한 인생 후반전을 시작할 때이다. 건강을 위해 땅(신체적 건강), 물(정신적 건강), 햇빛 (사회적 건강), 공기(실존적·영적 건강)를 채우는 목표를 세우고 실천하자. 당장 좋아지는 것은 아니지만, 긴 안목을 갖고 노력한다면 건강의 운명은 바뀔 수 있다.

만성질환자들도 건강하게 살 수 있을까?

건강의 위기보다 더 위험한 것은 건강하다고 생각하는 자만과 위기를 알고도 현실을 부인하고 싶은 충동이다. 현재 내 몸의 상태를 올바로 평가할 수 있어야 관리할 수 있다. 또한 관리할 수 있어야 변화시킬 수 있다. 그러기 위해서는 현재의 건강 위기를 평가하고 인정하는 자세가 기본이어야 한다.

설령 현재 건강에 문제가 없다고 해도 1년, 3년, 10년 뒤의 일을 어떻게 자신할 수 있을까. "괜히 스트레스 받을 필요가 뭐가 있나? 아프면 죽어버리면 그만이지."라고 생각하는 사람들도 있지만, 이는 무책임하고 잘못된 생각이다. 건강 위기 앞에서 이를 인정하지 않거나 자살과 같은 잘못된 선택을 하지 않으려면, 적어도 현재 만성질환을 겪고 있는 사람이 정말 불행한 삶을 살고 있는지 자세히 들여다볼 필요가 있다.

세계보건기구World Health Organization, WHO 는 "건강이란 단순히 질병과 허약함이 없는 것이 아니라 신체, 정신, 사회적으로 완전한 안녕 상태"라 정의했다. 이런 기준에서 본다면 만성질환을 앓고 있는 사람은 건강하지 않다고 해야 할 것이다. 그러나 혈압이 높고 혈중 콜레스테롤 수치가 높을 뿐 합병증이나 심각한 동맥경화 소견을 보이지 않는다면 신체적·정신적·사회적으로 아무런 문제가 없이 살아간다. 물론 혈압이 높고 혈중 콜레스테롤 수치가 높으면 협심증, 뇌경색 등의 위험이 있으므로 올바른 관리가 필요하다.

최근에는 일부 고지혈증 약이나 당뇨 약이 암을 예방하는 효과가 있다는 연구 결과들도 보인다. 약을 먹는 것을 주저하지 말고 영양제를 먹는 기분으로 하루 한 번 규칙적으로 복용한다면 정서적으로도 훨씬 이득이다. 당연히 운동과 식이 습관의 개선도 필요하며, 건강 위기가 오기 전에 시작한다면 더욱 좋다. 더 심각한 질병이라도 상관없다. 긍정적인 생각으로 건강 위기를 극복하고 달라진 삶을 살아가는 환자들이 얼마든지 있다.

또한 만성질환자라고 해서 평생 약을 먹는다는 이유로 자신을 속박하며 살아갈 필요는 없다. 실제로 질병이 없는 사람들보다 만성질환자들이 자신의 몸을 돌보는 노력이 더 커서 신체적·정신적·사회적·영적으로 건강한 삶을 살아가곤 한다. 나 역시 만성질환으로 매일 약을 먹고 있지만, 체중조절과 운동을 통해 오히려 질

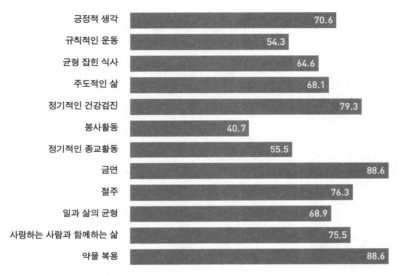

그림 1-3　만성질환자들의 건강 습관 (단위: %)

긍정적 생각	70.6
규칙적인 운동	54.3
균형 잡힌 식사	64.6
주도적인 삶	68.1
정기적인 건강검진	79.3
봉사활동	40.7
정기적인 종교활동	55.5
금연	88.6
절주	76.3
일과 삶의 균형	68.9
사랑하는 사람과 함께하는 삶	75.5
약물 복용	88.6

출처: 〈Development and validation of the Highly Effective Health Behavior Pattern Inventory - Short Form〉, Chronic Illn. 2021 Jun;17(2):81-94. doi: 10.1177/1742395319843166.), 강은교, 윤영호 등

병이 없는 사람들 보다 더 건강한 삶을 살고 있다.

　건강 상태는 건강 습관의 영향을 받는다. 그런 점에서 보았을 때, 금연과 규칙적인 약물 복용을 잘 유지하는 만성질환자들은 비록 질병이 있어도 건강한 편이다. 또한 이들은 정기적으로 건강검진을 받으며 건강 습관을 유지하려 노력하는 등 일반인보다 좋은 건강 습관을 갖고 있다. 만성질환이라는 위기를 겪고 있지만, 높은 관심으로 건강을 관리하기 때문이다.

표 1-1 건강 습관 분류

신체적 건강	규칙적인 운동, 균형 잡힌 식사, 금연, 절주 등
정신적 건강	긍정적 생각, 주도적인 삶, 일과 삶의 균형 등
사회적 건강	사랑하는 사람과 함께하는 삶 등
영적 건강	남을 돕는 봉사활동과 종교활동 등
그 외	정기적인 건강검진과 약물 복용

이러한 건강 습관들은 만성질환자들이 신체적으로 더 건강하고, 고령자 층에서도 일반인에 비해 건강 상태가 더 나쁘지 않은 이유다. 아쉬운 것은 규칙적인 운동을 하는 만성질환자의 비율이 54.3%로 절반 정도에 불과했다는 점이다. 질병에 따라서는 운동을 하기 쉽지 않을 수도 있다. 하지만 만성질환 관리에서 가장 중요한 습관 중 하나가 운동이다. 가벼운 운동이라도 규칙적으로 하는 것이 좋다.

조사에 따르면, 만성질환자들의 가장 낮은 건강 습관은 '남을 돕는 생활하기'였다. 전체 만성질환자의 40.7%에 불과하다. 1년에 100시간 이상 봉사활동을 하는 고령자들이 그렇지 않은 고령자에 비해 더 건강하고 오래 사는 것으로 알려져 있다. 만성질환자들은 관심을 가질 필요가 있다.

세월은 어느 한 사람을 비켜 가지 않는다. 누구에게나 똑같은 속도의 세월이 흘러 노쇠해지고 만성질환을 앓을 수도 있다. 하지만 지금까지 만성질환자들의 건강 상태를 조사한 결과로 알 수 있듯, 질병이 있다고 해서 건강하지 않은 삶이라고 단정할 수 없다.

이제 건강자산에 주목해야 할 때

1971년에 의사이자 하버드대학교 보건대학원 행동과학과 교수인 모톤 바이저 Morton Beiser는 초기 정신의학 문헌에서 변화를 관리하기 위한 기초로서 '자산'의 중요성을 강조했으며, '건강자산 Health assets' 개념은 1980년대에 바이올렛 바카우느카스 Violet Barkauskas●에 의해 간호 실무에 도입되었다. 이후 '건강자산' 개념은 심리학, 사회과학, 공공건강 등에서 사용되어 왔다. 현재는 안소니 모간 Antony Morgan●● 등이 정의한 '개인, 지역사회 및 인구가 건강과 웰빙을 유지하고 건강 불평등을 줄이는 데 도움이 되는 능력을 향상시키는 요소 또는 자원'이라는 건강자산의 개념이 가장 보편적으로 사용

● 　미시간대학교 간호학 교수로 지역보건과 국제 보건 분야 전문가이다.
●● 　칼레도니언대학교 보건대학원 교수로 자산 기반의 보건에 관한 국제적인 전문가이다.

되고 있다. 이러한 자산은 개인, 지역사회, 조직의 건강자산으로 구분할 수 있다.

돈을 잃으면 조금 잃은 것이고, 친구를 잃으면 많이 잃은 것이며, 건강을 잃으면 모든 것을 잃은 것이라는 말이 있다. "귀하는 1년간 아래 건강의 10%를 잃으면 연간 소득의 몇 %를 잃은 것이라 생각하십니까?" 우리 연구팀은 국민들이 자기 건강자산의 가치를 어느 정도로 추정하고 있는지 알아보기 위해 이와 같은 질문으로 조사했다. 그 결과, 국민들은 평균 34%로 응답했다. 이는 건강자산을 자기 연간소득의 약 3.4배로 추정한 수치이다. 기업 건강경영 투자 수익성 Return on investment, ROI 3배에 해당하며, 경제성 분석에 의한 건강보험 급여 결정 기준으로 하는 국민소득의 3배와 유사한 수치이다.

또한 국민 10명 중 8명 이상이 건강자산 가치의 체계적인 평가가 건강관리에 도움이 된다고 응답하여 건강자산을 경제적 가치로 추정할 생각이 있다는 것을 확인했다. 이는 국민 대부분이 금융자산뿐만 아니라 건강자산 역시 평가 및 관리되어야 할 필요성을 인식하고 있다는 것을 보여준다.

2020년 통계청 자료 기준, 평균 국민소득 및 주관적 건강 상태에 근거한 우리 국민 1인당 건강자산 가치는 약 8,305만 원, 건강자산 가치손실은 약 3,523만 원이었으며, 전 국민 대상 건강자산 가치는 약 4,127조 원, 건강자산 가치손실은 약 2,332조 원이었다. 같은 해 통계청의 연령대별 평균 국민소득과 주관적 건강 상태를 바탕으로 조사한 1인당 현재 건강자산가치는 20대 5,751만 원, 30대 9,005만 원, 40대 9,661만 원, 50대 8,558만 원, 60대 이상 4,479만 원가량으로 평가되었다. 이는 각 연령대의 연간소득 (20대 2,208만 원, 30대 3,618만 원, 40대 4,078만 원, 50대 3,780만 원, 60대 이상 2,232만 원)을 훨씬 웃도는 수치였다.

그런데 2021년 대국민건강조사에 따른 소득 및 주관적 건강 상태에 근거한 월소득별 1년간 건강자산가치평가를 살펴보

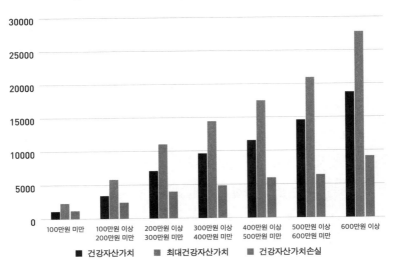

그림 1-4　2021년 소득별 건강자산가치 비교 그래프 (단위: 만 원)

자. 월소득 기준 100만 원 미만 평균 1,116만 원, 100만 원~200만 원 미만 평균 3,408만 원, 200만 원~300만 원 미만 평균 7,056만 원, 300만 원~400만 원 미만 9,600만 원, 400만 원~500만 원 미만 평균 11,544만 원, 500만 원~600만 원 미만 평균 14,568만 원, 600만 원 이상 평균 18,720만 원가량으로 나타났다. 소득 차이와 건강 격차로 인해 건강자산가치의 격차가 더 벌어져 건강 불평등 문제가 심각해진 것을 알 수 있다.

우리는 현대의학의 발전과 함께 무병장수를 기대했으나 초고령화 사회에 들어선 지금 만성질환을 앓으며 장수하는 유병장수의 길을 가고 있다. 더구나 소득수준의 차이가 곧 건강 격차로 이어지며 유전무병有錢無病, 무전유병無錢有病이라는 말까지 생겼다. 이는 개인의 문제만이 아니라 국가의 경제적 수준과도 무관하지 않다. 코로나19로 감염자와 사망자가 속출하면서도 예방 백신을 구하지 못하는 빈곤 국가는 더 큰 고통을 겪어야만 했다.

작게는 개인부터 시작하여 기업과 각 지역에 이르기까지, 크게는 국가별로 건강자산 가치를 경제적 가치로 환산하고 평가하려는 노력이 이루어져야 한다. 국가는 국민의 건강자산 가치를 평가하고 체계적으로 관리함으로써 국가경쟁력을 높일 수 있으며, 이는 건강보험 재정건정성을 높이는 데도 도움이 된다. 바로 이러한 노력이 국민의 건강 향상과 취약계층의 건강불평등을 해소하는 방법이기도 하다.

　건강 위기가 왔을 때 현실을 정확히 파악하고 받아들여 어떻게 행동하느냐에 따라 남은 당신의 인생이 달라진다. 단순히 신체만이 아니라 정신적·사회적인 삶, 삶의 의미와 가치가 운명 전체를 결정한다는 사실을 깨닫고 현재 자신이 처한 건강 위기와 현실을 객관적으로 점검하고 관리하자. 건강자산은 개인의 건강 습관과 건강에 대한 가치 판단, 사회환경에 따라 결정되므로 당신의 미래 건강자산은 건강가치를 소중히 여기는 태도, 슬기로운 건강생활과 사회적·국가적인 환경 변화 정책에 따라 달라질 수 있다.

시대를 알면 진짜 건강이 보인다

팬데믹 시대, 건강을 위협하는 진짜 적들

코로나19, 제2의 건강 위기와 비만

2019년 12월, 새로운 유형의 호흡기 감염질환인 코로나19가 중국에서 처음 발생한 뒤 전 세계로 확산되었다. 2020년 새해가 시작되자마자 우리나라도 전파의 위험에 노출될 수 있다는 경고가 내려졌다. 결국 1월 20일에 국내 첫 환자가 발생하며 각 지역으로 대확산이 이어졌고, 확진자와 사망자가 속출했다.

신종 바이러스인 만큼 처음에는 감염경로, 감염력, 치명률에 대한 정보가 부족해 전 세계 어느 나라도 방역 대책을 제대로 세우지 못했다. 우리는 신종플루와 메르스를 경험한 나라다. 다른 나라들과 달리 방역 대책 준비와 감염예방 훈련이 되어 있는데도 코로나19의 감염확산 양상이 전혀 달라 어려움을 겪었다. 정부와 전문가들은 이미 지역사회 감염이 시작되고 있는 상황에서조차 무증상감염이 가능하지 않다고 믿으며 과거의 경험과 지식에만 의존했다. 그러나 지금은 증상이 있기 전 2~3일 동안 바이러스 유출이 가장 왕성하고 무증상기에 전염시킬 수 있다는 점을 강조하여 밀접 접촉자들의 검사와 확진자들의 자가격리를 철저히 하고 있다.

이번 코로나19의 확산은 우리가 얼마나 감염의 위험에 노출되어 있는지를 자각하는 계기였다. 한 사람의 단순한 기침과 재채기로 수많은 사람이 감염될 수 있다는 사실을 알았고, 감염자의 손으로 만진 물건이나 손잡이를 통해서도 전염된다는 사실도 알았다. 다행히 우리는 코로나19 초기에는 거리두기와 마스크로 대응했고, 백신을 개발해 감염과 중증질환으로의 진행을 막았다.

그러나 코로나 팬데믹이 지속되는 동안, 사회적 거리두기와 고강도의 방역 조치로 집에서 생활하는 시간이 늘어난 것이 문제였다. 외부 활동이 줄었는데 달고 기름진 음식이나 패스트푸드, 배달 음식을 이용하는 사람이 많아져 비만의 위험이 높아졌기 때문이다.

비만은 고칼로리 음식의 과다 섭취나 활동 감소로 인해 생긴다. 운동이라도 할 수 있다면 여분의 칼로리를 소모하여 막을 수 있겠지만, 사회적 거리두기 등 방역 조치의 강화로 외부활동이 어려워진 팬데믹 시대에는 불가능한 일이었다. 곧 '확진자'의 증가만큼 '확찐자'도 증가했다는 우스갯소리가 자주 들려왔다.

시대를 알면 진짜 건강이 보인다

'확찐자 가설'은 정부 발표 자료를 통해서 확인됐다. 2021년 12월에 발표된 '2020년 국민건강영양조사'에서 지난 4년간 약 42%대에서 정체 상태였던 남성 비만 유병률이 48.0%로 급격히 늘어났다. 여성의 비만율도 2015년에는 25~26%였던 것이 27.7%로 증가했다. 조금씩 감소 추세에 있던 남성의 고혈압, 고지혈증, 당뇨병 유병률도 덩달아 다시 상승했다. 그나마 다행으로 여성에게서는 큰 변화가 없었다.

적정 체중인 일반인보다 비만인 사람이 당뇨에 걸릴 확률은 2.5배, 고혈압은 2배 증가하며, 고도비만의 경우는 당뇨 4배, 고혈압은 2.7배 증가한다고 알려져 있다. 암 발생과도 높은 상관성이 있어서 대장암, 유방암, 난소암, 자궁내막암, 전립선암, 신장암, 간암, 담낭암 등 8대 암을 포함하여 전체 암 중 3분의 1이 비만·음식과 관련성이 있다. 높아지는 기대수명에 반해 질병으로 건강수명이 짧아지고, 삶의 질이 떨어지는 가장 큰 이유가 비만이다.

건강보험공단이 2022년 5월에 발표한 〈건강위험요인의 사회경제적 비용 연구: 2015~2019년을 대상으로〉에 따르면, 비만으로 인한 전체 사회경제적 비용은 13조 8,528억 원이며, 앞으로도 점차 늘어날 것으로 전망했다. 병을 달고 살아가야 할 날들이 늘어간다는 사실은 자신과 사회를 위해 적극적으로 비만을 관리하여 체중을 줄이라는 우리 몸의 신호다. 나의 운명이 건강 위기에 의해 좌우되지 않도록 더 나은 삶을 위한 기회로 삼자. 그렇다고 면역력을 키우기 위해 값비싼 건강기능식품에 의존하는 것은 바람직하지 않다. 꾸준한 운동과 채소 중심의 식단이 면역체계의 대응력을 올려주는 효과가 검증된 올바른 건강 습관이다.

특히 유산소 운동은 비만을 막아주는 최고의 건강 습관이다. 앞서 언급한 '2020년 국민건강영양조사'에서 유산소 신체활동 실천율이 52.6%에서 48.3%로 급격히 감소했는데, 이는 팬데믹 시대의 어쩔 수 없는 상황이 반영된 것이 아닌가 싶다.

150분 이상 실시하는 중강도 신체활동이나 75분 이상 실시하는 고강도 신체활동 또는 중강도와 고강도 신체활동을 섞어서 하는 유산소 신체활동은 비만 감소에 효과적이며, 온갖 성인병과 만성질환 예방과 각종 암을 예방하는 효과도 탁월하다.

체중 증가가 걱정된다면 배달 음식을 주문할 때 고열량 음식보다 채소나 과일, 해초, 식물성 단백질 같은 저열량 고영양 음식을 선택하자. 또한 팬데믹 상황이라도 사람이 많이 모이지 않는 장소를 골라 걷기나 달리기 같은 유산소 운동을 시작하자. 그마저 어렵다면 실내에서 스트레칭과 근력운동을 매일 꾸준히 실천하는 것이 건강을 지키는 방법이다. 여건이 허락된다면 홈 트레이닝을 시도하는 것도 좋겠다.

현대인의 정신적 스트레스와 코로나 블루

스트레스란, '긴장'을 뜻하는 라틴어 'Stringer'에서 유래됐다. '신체와 정신의 균형을 자극하는 외부의 원인에 대하여 원래의 안정상태를 유지하려는 적응반응'으로 정의되며, 1936년 한스 휴고 브루노 셀리에●에 의해 생물학적 스트레스로 규명되었다.

아울러 한스 셀리에 박사가 정의한 일반적응증후군general adaptation syndrome은 '스트레스의 종류와 관계 없이 지속적으로 노출되었을 때 일어나는 신체적·생리적 증상'으로, 해결되지 않을 시 불안·분노·우울증·두통·피로·불면증 등의 부작용이 나타날 수 있다. 또한 장기 노출의 경우, 면역기능이 저하되고 고혈압 등 심혈관질환에도 영향을 미친다.

일반적으로 부정적인 것으로만 이해하는 스트레스에는 부정적인 스트레스인 '디스트레스distress'와 긍정적인 '유스트레스eustress'가 있다. 유스트레스는 스트레스에 대처하는 추진력을 높여주며, 짧은 시간 동안만 지속하는 효과가 있다. 극복할 수 있고 감당할 수 있는 정도의 스트레스로 인식되며, 흥미를 느끼게 해 일 처리 능력을 향상시킨다.

● János Hugo Bruno Hans Selye(1907~1982). 헝가리 출신의 캐나다 내분비계 생리학자.

그림 1-5   스트레스 요인에 대한 대응: 좋은 스트레스와 나쁜 스트레스

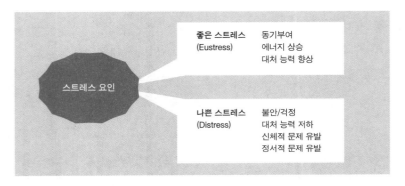

반면 디스트레스는 불안과 걱정을 유발하며, 짧은 시간 혹은 긴 시간 동안 지속된다. 극복할 수 없고, 감당할 수 없을 정도의 크고 심한 스트레스로 인식되며, 불쾌한 기분을 느끼게 해 일 처리 능력도 저하된다. 더 위험한 것은 정서적·신체적 문제로 발전될 수 있다는 사실이다. 또한 극단적인 행동으로 자살을 하는 등 잘못된 결정으로 이어질 수도 있다.

그런데 지난 2021년 5월 12일, 주목해야 할 만한 경제협력개발기구ᴼᴱᶜᴰ의 보고서●가 발표됐다. OECD 회원국 국민들의 정신건강을 조사한 내용인데, 우울증과 불안증이 2배 정도 증가했다는

●   〈코로나19 위기 중 정신건강 영향에 대한 대처: 통합된 사회 전체적 대응(Tackling the mental health impact of the COVID-19 crisis: An integrated, whole-of-society response)〉

시대를 알면 진짜 건강이 보인다

그림 1-6 코로나19 이전과 2020년 국가별 불안 유병률 (단위: %)

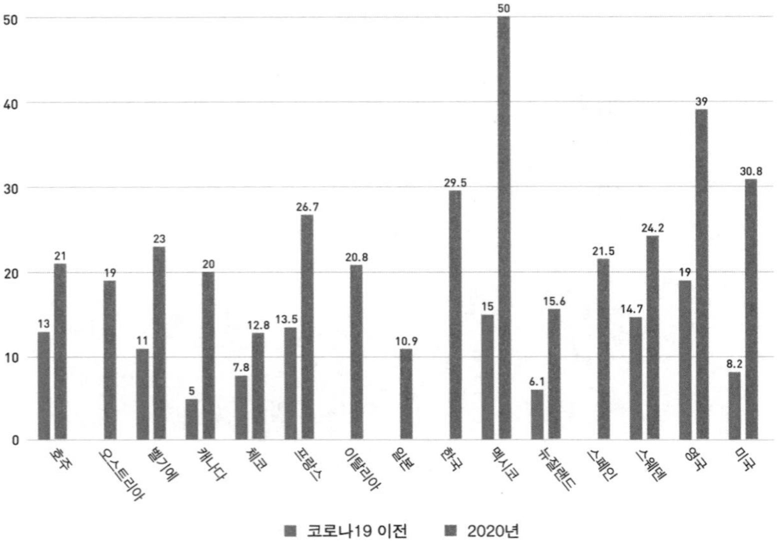

50
40
30
20
10
0
13
21
19
11
23
5
20
7.8
12.8
13.5
26.7
20.8
10.9
29.5
15
50
6.1
15.6
21.5
14.7
24.2
19
39
8.2
30.8
호주
오스트리아
벨기에
캐나다
체코
프랑스
이탈리아
일본
한국
멕시코
뉴질랜드
스페인
스웨덴
영국
미국
코로나19 이전
2020년

출처: OECD 보고서. 〈코로나19 위기 중 정신건강 영향에 대한 대처: 통합된 사회 전체적 대응〉

결과가 담겨 있었다. 바로 코로나 팬데믹 시대의 스트레스가 만든 '코로나 블루corona blue'였다.

우울증 유병률이 가장 많이 증가한 나라는 3%에서 27.6%로 증가한 멕시코였다. 스웨덴은 10.8%에서 30%로 증가했으며, 호주도 10.4%에서 27.6%로 증가했다. 불안증세도 멕시코가 가장 크게 변해 15%에서 50%로 급증했다.

한국은 불안증세를 보이는 비율은 29.5%였으나, 우울증 유병률은 36.8%로 조사에 참여한 15개 국가 중 가장 높았다. 그러나 이 보고서는 한국 내에서 불안과 우울을 체계적으로 조사한 자료를 인용한 것이 아니라 인터넷으로 400명을 조사한 결과라 대표성이 없고, 조사 방법도 다른 국가들처럼 'GAD-7'과 'PHQ-9'*을 사용했는지 불분명했다. 또한 한국의 코로나19 발생 전 자료가 없어 팬데믹 이후의 상황과 비교가 불가능했다.

이와 별도로 우리 연구팀은 2018년과 2021년에 같은 PHQ-9을 이용하여 전국에서 1,200명과 1,000명의 대표집단을 표본 추출해 조사를 진행했다. 그 결과, 경증 우울증이 2018년에 11.5%였던 반면, 2020년에는 26.2%로 2.3배가 증가한 것으로 나타났다. OECD 보고서에서 제시한 PHQ-9 10점 이상의 중증도 우울증의 비율은 2018년 2.7%에서 2021년 11.2%로 4.1배였다. 자살 충동을 느낀다는 사람도 2018년 4.6%에서 2021년 13.1%로 2.9배 증가했다.

OECD 보고서의 분석에 따르면, 정신적 고통은 코로나19에 의한 엄격한 방역 조치와 감염자들의 사망과 관련이 있었다. 특히 실업과 재정적 불안을 겪고 있는 사람들의 정신건강은 일반 인구

●   GAD-7(General Anxiety Disorder-7)은 불안 정도를 측정하는 설문. PHQ-9(Patient Health Questionnaire-9)은 우울정도를 측정하는 설문.

보다 더 나빴다. 보고서는 이들의 정신적 고통이 영구적인 흉터로 이어지지 않도록 일자리와 소득 보존이 필요하며, 공공 고용 서비스와 최대의 정신건강 지원 등 통합 정책이 즉각 취해져야 한다고 언급하고 있다. 또한 가능한 재택근무를 늘리고 대면 또는 원격 진료를 통한 정신건강 서비스 제공이 필요하며, 고용주는 직원들의 정신건강 지원에 참여하도록 권고하고 있다.

코로나 팬데믹으로 인한 방역 조치가 엄격해지고 지속하는 시간이 길어질수록 정신건강은 우리에게 장기적인 후유증을 남길 것이다. 이러한 정신건강의 악화는 개인적인 문제가 아니라 코로나 위기를 겪고 있는 우리 모두의 문제이므로 사회적 대응이 필요하다.

긍정적 성장, 위기를 극복하기 위한 노력

"네가 오후 4시에 온다면 난 3시부터 행복해지기 시작할 거야. 시간이 갈수록 난 점점 더 행복해지겠지. 4시에는 흥분해서 안절부절못할 거야. 그래서 행복이 얼마나 값진 것인지 알게 되겠지!"

생텍쥐페리Antoine De Saint-Exupéry의 소설 《어린 왕자》에서 여우가 한 말이다. 여우가 느끼는 감정 상태가 바로 유스트레스, 좋은 스트레스다. 기다림은 힘든 일이지만 만남이 이루어지면 반가움과 행복을 느낄 수 있다. 운동도 마찬가지다. 매일 꾸준히 해야 하는 운동은 실천에 대한 압박감을 느끼게 한다. 그러나 이를 극복하면 운동 후 맑아진 정신과 건강한 육체를 갖게 하는 긍정적인 결과를 얻는다.

삶의 동기를 얻고, 일 처리 능력을 높이고, 좋은 기분을 유지하는 등 긍정적 에너지를 얻기 위해 현재의 스트레스를 유스트레스로 전환시켜야 한다. 그러기 위해서는 디스트레스를 이겨내는 긍정적 성장력 positive growth 을 쌓아 나가는 것이 무엇보다 중요하다. 긍정적 성장력이란 위기를 겪고 난 뒤에 긍정적인 내적 변화가 생기는 것을 말하며, 스트레스 후 트라우마 post-stress trauma 와 대비된다.

어렵지 않다. 마음먹기에 달려 있다. 우리는 내일 일을 내일에 맡기지 않고, 오지도 않은 내일을 미리 짐작해 걱정하는 일이 많지 않은가. 내일 일이 좋을지 나쁠지 어떻게 미리 알 수 있을까?

"우리가 하는 걱정의 40%는 절대 일어나지 않을 일들에 대한 것이고 30%는 이미 일어난 일들에 대한 것이며, 22%는 사소한 것들이고, 4%는 우리 힘으로 바꿀 수 없는 사건들에 대한 것들이며, 나머지 4%만이 우리가 바꿀 수 있는 진짜 사건이다."

캐나다 심리학자인 어니 젤린스키 Ernie J. Zelinski 는 걱정에 관한 연구를 통해 이렇게 밝혔다. 걱정거리의 96%는 불필요한 것들이니 애써 고민하고 힘들어할 필요가 없다는 뜻이다. 우리 연구팀에서 시행한 '삶의 질 연구'의 결과도 다르지 않았다. 긍정적 생각과 주도적인 태도로 변화한 암 환자들은 올바른 건강 습관이 만들어져 삶의 질이 달라졌고, 이러한 변화는 장기 생존을 가능하게 하는 결과를 낳았다.

코로나19의 종식, 팬데믹 상황이 끝나는 날이 언제 올지는 알 수 없다. 어쩌면 사스, 신종플루, 메르스가 있었듯이 또 다른 감염병의 대유행이 올지도 모른다. 분명한 것은 지금 건강을 잃는다면, 기다리던 코로나19 종식의 그날이 와도 행복할 수 없다는 사실이다. '긍정적 성장'의 궁극적 목표는 나의 인생 목표와 가까워지는 것이다. 지금의 건강 위기 극복을 통한 긍정적 성장은 미래의 또 다른 건강 위기를 신속하게 극복하는 '건강 백신' 역할을 할 것이 확실하다.

긍정적 성장으로 가는 다섯 단계

❶ 인생의 새로운 가능성 발견

"질병으로 힘들지만 내 인생을 새롭게 시작할 수 있는 계기라고 생각해요."

❷ 대인 관계의 변화

"세상에 나 혼자가 아니라는 것을 알게 되어서 기뻐요. 힘들 때 함께 살아가며 도움 받는 법도 배웠고요. 멀게만 느껴졌던 남편, 직장 동료들의 위로가 얼마나 큰 힘이 되었는지 몰라요."

❸ 내면의 강점 발견

"힘들지만 꾸준히 노력하는 과정에서 저의 강점을 발견하게 되어 이젠 제 자신이 결코 약하지 않다는 걸 알게 되었고, 자신감이 생겼어요."

❹ 영적인 성장

"질병을 극복하는 과정에서 내 삶의 목적과 의미가 무엇인지 알게 되었어요."

❺ 삶에 대한 숙고

"몸과 마음의 건강을 열심히 관리하는 하루 하루가 저에게 주어진 행복한 숙제 같아요. 제 인생이 얼마나 소중한지, 그리고 가장 소중한 것이 무엇인지 깨닫게 되었어요."

검증되지 않은
건강정보가 쏟아진다

넘쳐나는 '건강기능식품'과 '건강정보'

명절이 다가오면 고마운 분들께 드릴 선물을 고민하는 사람이 많다. 그중에서도 가장 인기가 많은 선물이 건강기능식품이다. 감사의 표시도 되고 건강도 챙겨드릴 수 있다면 금상첨화라는 생각에서다.

그렇지만 이러한 심리를 이용한 상술이 지나쳐 허위·과대 광고가 난무하니 주의가 필요하다. 저들의 홍보문구만 보면, 이 세상에 의사가 전혀 필요하지 않겠다는 생각이 들 정도다. 업체들은 일부 동물 실험에서 암세포의 증식을 억제하거나 효과가 있었다는 실험 결과를 근거로 든다. 또한 과학적인 근거에 따른 합리적 의사결정보다는 사용자들의 경험이라는 말로 과장하는가 하면, 두려움을 자극해 사지 않으면 안 될 것처럼 만든다.

당연히 이들의 광고는 신뢰하기 어렵다. 사람은 동물과 유전적인 차이가 있고, 신진대사 과정이 매우 다르다. 사람을 대상으로 임상시험을 하지 않고는 안전성과 효과성을 예단할 수 없다. 동물 실험 결과만으로 인간에게도 유사한 효과가 있으리라고 말하는 것은 기본적인 과학과 의학의 원리를 이해하지 못하는 과장에 불과하다.

의사로서 심각하게 염려되는 것은 건강기능식품이라도 해가 될 수 있어서다. 최근 폐암 예방 효과가 있다는 베타카로틴을 영양제로 복용한 사람들에서 폐암이 오히려 더 늘었다는 연구 결과가 나왔다. 또한 단독으로 섭취하기보다 식물 상태인 원재료 그대로 섭취해야 효과적이라고 한다. 쉽게 말해, 영양제보다 차라리 당근을 먹는 것이 낫다는 소리다.

연구자들은 이를 복용한 사람들이 금연을 하지 않는 등 건강 관리에 소홀했기 때문으로 해석한다. 아무리 뛰어난 효과의 건강식품이라도 흡연이나 과음, 운동 부족, 비만과 같은 나쁜 습관의 근본적인 해결책이 되지 못하기 때문이다. 일회적인 건강기능식품은 마음의 위로에 불과하며 건강한 습관을 소홀히 하게 하는 유혹일 수 있다.

건강은 시간과 노력을 들여 건강 습관을 꾸준히 실천해야 만들어지고 유지된다. 우리가 기대하는 암 예방도 15~20년간 지속된 건강 습관에 의해 이루어진다. 채소 위주로 양질의 단백질을 함유한 음식을 골고루 섭취하고, 주 5회 이상 30분씩 기분 좋게 땀이 날 정도의 운동을 하면 효과적이다. 설령 건강기능식품이 통증을 줄이는 진통 효과가 있다고 하더라도, 약보다 가격이 비싸고 효과가 미미하여 경제적이지 못한 경우가 대부분이다.

또 다른 예로 콩을 들 수 있다. 콩은 항암 효과가 있다고 알려지면서 많은 사람이 다양한 형태로 즐겨 왔다. 그러나 몇 년 전, 너무 많이 섭취하면 유방암 발생을 증가시킬 수 있다는 기사가 보도되어 혼란이 일어났다. 졸지에 암 예방 식품에서 암 발생 원인 식품이 된 것이다. 그러자 식단에서 콩 관련 식품들이 빠르게 자취를 감추었고, 나를 포함한 암 전문의들은 기자들과 환자들의 문의에 답변하느라 무척 바쁜 시간을 보내야 했다. 그러나 얼마 후, 그 보도는 근거가 부족한 일부 자료를 과대 해석해서 빚어진 일로 밝혀졌고, 언론은 다시 콩을 건강식품으로 찬양하기 시작했다. 우리 사회가 건강 관련 정보에 합리적인 의심 없이 쉽게 동요되는 모습을 확인한 사건이었다.

혹시라도 건강기능식품 구입을 원하거나 복용할 때는 신뢰할 만한 기관에서 제공하는 정보를 참조하자. 다행히 식약처나 소비자원에서 건강기능식품에 대한 많은 정보를 제공하고 있다. 대한의사협회에서도 암에 관한 보완대체요법의 효과에 관해 정리해서 발표한 적이 있다.

디지털 문화의 발달로 앞으로는 더 많은 사람이 접근이 쉬운 인터넷에서 건강정보를 찾아 의존할 것이다. 그렇게 수집된 정보가 믿을 만한 것인지, 개인에게 맞는 정보일지는 확신할 수 없다. 오히려 과학적 근거가 부족한 잘못된 정보로 인해 생명에 위협이 될 수도 있다.

최근에는 휴대용 바이오센서들이 등장하여 건강기능식품 못지않은 인기를 얻고 있다. 스마트워치나 스마트폰 등에 맥박수, 혈압, 체온, 심전도, 산소 포화도 측정 기능들이 추가되면서 사용자의 생물학적 정보를 제공하게 된 것이다. 그러나 이러한 센서들에 건강경영 역량을 강화해주는 전략을 반영하지 않는다면 효과적인 건강경영이 불가능하다. 이를 보완하기 위해서는 건강 습관을 만들 수 있는 행동을 개인의 특성에 따라 맞춤으로 제공해 주어야 한다.

2013년 우리 서울의대 연구팀이 실시한 대국민조사에 따르면, 건강관리를 위한 정보를 구할 때 '대중매체=전문가 > 본인 경험 > 인터넷'의 순서로 의존하는 것으로 나타났다. 연령이 높아질수록 전문가의 조언과 본인의 경험에 의존하는 경향이 강했으며, 반면에 20~30대는 인터넷 정보 의존도가 높았다.

흥미로운 점은 소득이 낮을수록 인터넷 정보 이용률이 높아지고, 인터넷 건강정보에 의존하는 경향이 있다는 사실이었다. 저소득층의 접근성이 강화되도록 검증된 건강정보와 개인 맞춤 정보를 스마트폰으로 제공하는 기술을 개발한다면 소외계층 건강증진이라는 공공성에 크게 기여할 것으로 보인다.

한편, 이 대국민조사에서 많은 이가 인터넷·스마트폰 건강정보에 대해 '정보 부족'과 '전문성 부족'을 가장 아쉬워하는 것으로 나타났다. 30대는 정보 부족을, 20대는 전문성 미흡을, 저소득층은 궁금한 점에 대한 질문을 어려워했다. 저소득층은 경제적 어려움으로 의료 전문가를 만나는 데 어려움이 있어 접근이 쉬운 인터넷을 통한 대화·소통에 욕구가 높은 편이다.

스마트폰용 건강관리 프로그램에서 가장 선호하는 기능으로는 '건강정보 제공 기능'이 37.7%로 가장 높았다. 이는 건강관리를 위한 구체적인 프로그램보다는 정보에 대한 니즈가 강함을 말해준다. 그러나 저소득층과 60대의 경우 스마트폰에 대한 경험과 이해가 낮아 무응답이 많았다. 고연령층과 저소득층에 대해서는 이용 편리성을 강화한 프로그램 개발도 필요하지만, 이를 알리는 적극적인 홍보도 중요해 보인다.

또한 이들은 건강관리 프로그램에 대한 평가 기준으로 정보의 출처와 과학성, 신뢰성을 가장 중시했다. 연령이 낮을수록, 소득이 높을수록 과학성을 특히 중요시했는데, 선호기능에서 정보

그림 1-7 건강관리 의존 정보 (단위: %)

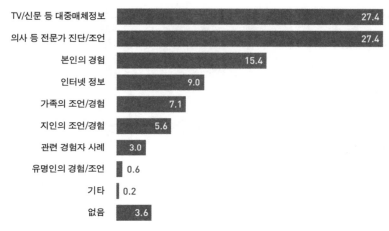

TV/신문 등 대중매체정보 ▐ 27.4
의사 등 전문가 진단/조언 ▐ 27.4
본인의 경험 ▐ 15.4
인터넷 정보 ▐ 9.0
가족의 조언/경험 ▐ 7.1
지인의 조언/경험 ▐ 5.6
관련 경험자 사례 ▐ 3.0
유명인의 경험/조언 ▐ 0.6
기타 ▐ 0.2
없음 ▐ 3.6

출처: 윤영호. 2013년 스마트 건강공동체 수용도 조사 결과 보고서.

그림 1-8 건강관리 프로그램 선호 기능 (단위: %)

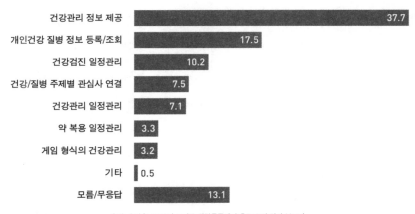

건강관리 정보 제공 ▐ 37.7
개인건강 질병 정보 등록/조회 ▐ 17.5
건강검진 일정관리 ▐ 10.2
건강/질병 주제별 관심사 연결 ▐ 7.5
건강관리 일정관리 ▐ 7.1
약 복용 일정관리 ▐ 3.3
게임 형식의 건강관리 ▐ 3.2
기타 ▐ 0.5
모름/무응답 ▐ 13.1

출처: 윤영호. 2013년 스마트 건강공동체 수용도 조사 결과 보고서.

제공을 선택한 것처럼 평가 기준에서도 마찬가지였다. 정확한 정보로 과학성과 신뢰성을 높이고, 개인 건강 평가에 근거하여 '개인 맞춤 건강정보'를 제공할 수 있는 인터넷 인프라와 기술 개발이 이루어진다면 우리의 건강관리에 혁명적 변화를 가져올 것으로 예상한다.

나는 이를 '스마트건강경영체계Smart Health Management System'라 부른다. ICT●의 최신 기술을 활용하여 자가 평가self assessment, 자가 결정self decision, 자가 계획self planning, 자가 학습self-learning, 자가 훈련self-training, 자가 모니터링self-monitoring 등 개인의 주도적 자가 건강경영을 지원하는 스마트 지원프로그램이다.

의료기술 발달에 따라 의료시스템이 효과적으로 작동될수록 질병 치유율이 높아지고, 그만큼 평균수명이 늘어난다. 반면, 국가 차원에서 의료에 투입되는 비용이 커지고, 이는 개인도 마찬가지다. 장기적으로는 개인이 부담해야 하는 의료비 부담이 늘어날 것이며, 경제 취약계층은 치료를 포기하는 '경제적 안락사'로 몰릴 가능성이 크다. 이러한 현상은 결국 건강공동체를 무너뜨린다. 그 피해는 고소득층에게도 파급되어 국가의 존립 기반 자체가 붕괴할 수도 있다.

●　ICT: Information and Communication Technologies, 정보통신기술

미래에 다가올 위기를 방지하기 위해 '스마트건강경영체계'가 필요한 이유가 바로 이것이다. 사회간접자본Social Overhead Capital, SOC을 투자하여 고연령층과 저소득층들의 접근성을 높이면 질병 예방과 효과적인 건강관리로 국민의 건강이 향상되며, 비용 절감과 건강 불평등 해소에도 기여할 수 있다.

정보 기술이 인터넷을 통해 많은 것을 바꾸었듯 이제 우리들의 건강도 바꾸고 있다. 분명 건강관리 체계도 바꿀 것이다. 모든 기술의 발전이 그러하듯이 인간과 세계의 '선善'을 위해 활용될 수 있도록 '방향'과 '윤리'가 지켜져야 한다.

한국인에게 건강이란 무엇일까?

그렇다면 과연 우리에게 건강이란 무엇일까? 검증되지 않은 부정확한 정보에 쉽게 현혹되고, 감사의 선물로 건강기능식품을 제1순위로 꼽는 것은 '건강'을 가장 중요한 삶의 조건으로 인식하기 때문일 것이다.

우리는 2012년에 〈건강관리 인식 및 실천에 대한 대국민조사〉를 통하여 '건강' 하면 연상되는 단어를 알아보았다. 응답자의 절반가량이 신체적 건강과 관련 있는 '운동'이라고 대답했다. 다음으로 많았던 대답도 '좋은 음식과 채식 실천', '잘 먹기', '식습관 개선' 등 역시 신체적 건강과 관련된 응답이 많았다.

그런데 본인의 건강을 어떻게 평가하는지를 물었을 때는 전반적으로 본인이 건강하다고 응답한 사람이 21%로 신체적으로 건강하다고 응답한 사람의 비율(19.9%)과 비슷하게 나타났다. 반면 정신적(25.9%), 사회적(28.3%), 영적(24.2%)으로 건강하다고 응답한 비율은 신체적으로 건강하다고 응답한 비율(19.9%)보다 높게 나타났다.

4가지 건강 유형이 모두 건강하다고 응답한 사람은 6.7%에 불과했으며, 모든 건강 유형에 대해 '최고로 좋다'라고 응답한 사람은 0.8%로 매우 미미한 수준이었다. 신체적 건강, 정신적 건강, 사회적 건강, 영적 건강 중 가장 중요한 건강은 어떤 것인가를 물은 응답에서는 신체적 건강(56%)을 가장 중요하게 꼽았다. 우리 국민들이 생각하는 건강은 아직 신체적 건강에 머무르고 있다는 증거였다.

국제 비교 조사 자료가 없어 한국인만의 현상으로 단정하기에는 한계가 있지만, 현재 한국인의 건강 관련 인식 구조는 오로지 '나의 건강', 조금 더 확장하면 '가족의 건강'에만 중점을 두는 경향이 있다. 이는 건강의 영역에 남을 포함하거나 사회적인 건강까지 자연스럽게 확장하지 못하는 것이다. 건강 개념 확장을 위한

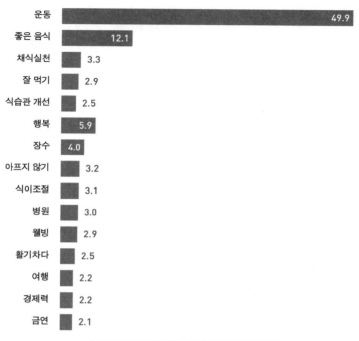

그림 1-9   건강관리 인식 및 실천에 대한 대국민조사 결과 (단위: %)

운동	49.9
좋은 음식	12.1
채식실천	3.3
잘 먹기	2.9
식습관 개선	2.5
행복	5.9
장수	4.0
아프지 않기	3.2
식이조절	3.1
병원	3.0
웰빙	2.9
활기차다	2.5
여행	2.2
경제력	2.2
금연	2.1

출처: 윤영호. 2012년 건강관리 인식 및 실천에 대한 대국민조사

노력이 전개되지 않는다면, 기대수명 연장은 '자기관리 강화'로 연
결될 수밖에 없다.

6년 뒤인 2018년, 우리는 다시 한번 건강에 대한 인식을 조사
했다. 건강을 생각할 때 떠오르는 이미지로는 '운동과 헬스' 응답
이 49.5%로 역시 가장 높았다. 기대수명이 83세까지 높아졌음에

도 불구하고, 우리 국민은 여전히 신체적인 건강을 다른 건강보다 더 중요하게 생각했다. 그러나 큰 변화가 보였다. 정신적 건강을 의미하는 '행복'을 응답한 사람이 11.5%로 많아졌으며, '건강한 음식과 식습관'이라고 응답한 사람도 7.7%나 됐다.

건강 중요도는 10점 만점을 부여하여 신체적 건강, 정신적 건강, 사회적 건강, 영적 건강, 각 건강에 대해서 점수를 매기게 했다. '신체적 건강'이 8.84점으로 가장 높게 나타났고, '정신적 건강' 8.82점, '사회적 건강' 8.19점, '영적 건강'이 7.78점이었다. 여전히 신체적 건강이 중요하지만, 사회적·영적 건강의 중요성에 대해서도 인식하고 있음을 알 수 있었다.

다소 인식의 변화가 있었지만, 대체로 신체적 건강을 중시하는 풍토는 건강기능식품의 인기와 무관하지 않다. 건강에 대한 인식의 폭이 좁고, 먹는 것만으로도 신체적 건강을 지킬 수 있다는데, 이보다 더 손쉬운 방법이 없어서다.

앞으로 더 자세히 다룰 예정이지만, 건강의 개념은 신체적 건강에만 머무르지 않는다. 신체 건강이 전부라면, 스트레스와 우울증에 시달리다 결국 자살이라는 끔찍한 선택을 했던 사람들은 어떻게 설명할 수 있을까. 신체적 건강부터 영적 건강까지 아우르는 전인적 건강을 높일 방법은 얼마든지 있다. 방법을 알면 의외로 어렵지 않다. 다만 하루아침에 좋아지지 않고, 오랜 시간 꾸준한 노력이 필요할 뿐이다.

전인적 건강의 패러다임, 메타 건강 Meta Health

나는 건강이란 '전인적 건강 Holistic Health'이며 신체적·정신적·사회적·
영적 건강으로 이루어져 있다고 생각한다. 전인적 건강은 세계보
건기구에서 내린 '질병이나 허약함이 없는 것뿐만 아니라 신체적·
정신적·사회적으로 완전한 안녕'이라는 건강의 정의를 영적 건강
까지 포함해 발전시킨 것이다. 또한 펜실베이니아대학의 '긍정적
건강 Positive Health'과 맥을 함께한다. 즉, 더 건강하고 긴 수명에 기여
하는 강점을 강화하는 긍정적 건강 자산 '건강과 웰빙'으로의 혁신
적인 접근 방식이다.

"사람들은 자신의 권리로 웰빙을 원하며, 고통을 덜어주는 것
이상을 원한다."

펜실베이니아대학 긍정심리학센터의 프로젝트 책임자인 마
틴 셀리그만 Martin Seligman 박사는 긍정적 건강에 대해 이렇게 이해한
다. 또한 건강 자산이 신체적·정신적 질병으로부터 인간을 보호하
는 것은 긍정적인 결과이므로, 미리 파악하고 관리한다면 더 건강
하고 장수할 수 있다고 주장한다.

그림 1-10 건강의 개념 확대: 무병장수를 넘어 웰빙well-being으로

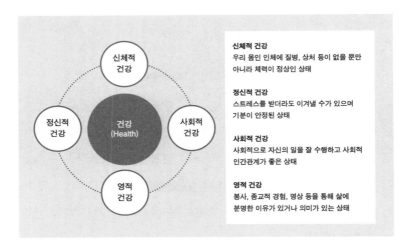

신체적 건강
우리 몸인 인체에 질병, 상처 등이 없을 뿐만 아니라 체력이 정상인 상태

정신적 건강
스트레스를 받더라도 이겨낼 수가 있으며 기분이 안정된 상태

사회적 건강
사회적으로 자신의 일을 잘 수행하고 사회적 인간관계가 좋은 상태

영적 건강
봉사, 종교적 경험, 명상 등을 통해 삶에 분명한 이유가 있거나 의미가 있는 상태

나 또한 전인적 건강이 건강 위기를 통해 중요성을 인식하고 긍정적인 성장으로 이끈다고 확신하며, 매슬로●의 '인간의 욕구 단계설'과도 밀접한 연관을 가진다고 보았다. 인간의 욕구는 생존을 위한 생리적 욕구, 주거 안정의 욕구, 소속의 욕구, 인정의 욕구, 자아실현의 욕구, 기여의 욕구로 구성된다. 생리적 욕구와 주거 안정의 욕구는 신체적 건강과 관련이 있으며, 소속의 욕구는 사회적 욕구, 인정의 욕구는 정신적 욕구, 자아실현의 욕구와 기여의

● Abraham Harold Maslow(1908~1970). 미국의 인본주의 심리학자

욕구는 영적 건강과 관계가 있다.

　나는 이를 바탕으로 평가지표를 개발하여 2011년부터 국민과 환자의 주관적 건강 상태를 지속적으로 조사해 왔다. 바로 다섯 가지 문항으로 구성된 전인적 건강 측정 도구 '5HSQ Five Health Status Questionnaire'이다. 조사 결과, 전인적 건강은 우울증·자살 생각·결근율 등과도 관련성이 높고, 건강행동이나 습관, 건강경영 전략과도 상관관계가 높았다. 이 연구는 국제학술지를 통해 여러 차례 발표되어 '5HSQ'가 타당한 평가도구라는 점을 검증했다.

　또한 전인적 건강을 높이는 '건강 습관 11가지'를 정리했으며, 약물 복용을 포함해 만성질환자에게 필요한 '12가지 건강 습관 Highly Effective Health Habit, HEHH'으로 완성하여 암 환자, 만성질환자, 일반인 대상의 임상 연구로 타당성과 효과성을 검증했다.

　아울러 전인적 건강을 좀 더 현대적인 감각으로 이해하기 위해 '메타 건강 Meta Health'으로 정의했다. 영국의 '메타헬스 아카데미 META-Health Academy'는 메타 건강을 '감각지각·생각 무의식·감정 느낌·생리 기관·뇌·행동이 어떻게 개인의 건강·발달·웰빙과 완전히 통합되고 질병·퇴보를 적극적으로 창조하는지, 자연적이고 과학적으로 이해하는 혁신적인 접근 방식이다.'라고 소개한다. 그들은 신체, 정신, 사회적 존재로서 인간을 이해하며 인간의 '신체 장기-마음-뇌-사회/행동-환경 관계'로 메타 건강을 이해하고 있었다.

그림 1-11 전인적 건강 습관 12가지[●]

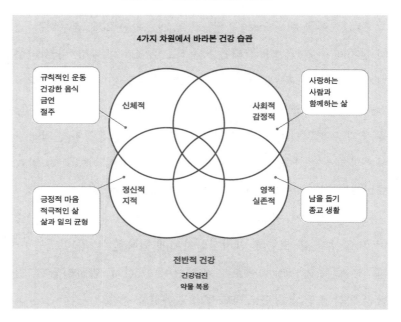

인간의 건강은 건강 습관만이 아니라 유전, 의료, 사회환경의 영향을 받으므로 개인의 노력으로만 좋아질 수 없다. 개인의 건강은 개인에 머물지 않으며 가족공동체·사회공동체와 영향을 주고받는다. 그중에서도 사회환경의 영향이 가장 크고, 점점 그 영향력이 커지고 있다. 나의 건강을 위해서는 가족과 사회가 건강해야

[●] 자료: 영국, 메타헬스 아카데미(https://www.metahealthacademy.com/)

한다. 인간의 건강이 신체적, 사회적 건강을 넘어 정신적, 영적 건강으로 질적 성장을 이루는 것, 바로 전인적 건강이자 메타 건강이다.

우리 연구팀은 이와 관련하여, 국민들이 건강을 위해 올바른 생활 습관을 얼마나 실천하고 있는지 조사했다. 표 1-2의 12가지 항목은 암을 이겨낸 사람들이 전하는 건강수칙에 바탕을 둔 것이다. 항목별로 실천율이 평균 최소 24.8%에서 최대 71.4%까지 큰 편차를 보였다. 건강 유형별 실천율은 금연을 제외하고는 정신적 건강(59.4%~67.9%)과 사회적 건강(59.0%)의 실천율이 가장 높은 수준을 보였다.

특히 50대 이후에는 건강관리 실천율이 증가하는데, 나이가 들수록 건강에 관심이 높다는 것을 의미한다. 젊었을 때는 젊음으로 건강을 자신하지만, 50대를 넘어서면서 스스로 관리하지 않으면 안 된다는 위기의식이 커지기 때문이다. 또한 50대 이상에서 10명 중 5명 이상이 규칙적인 운동을 하고 있었는데, 이는 매우 바람직한 습관이다. 운동은 만성질환을 예방하고 치료에도 매우 도움이 되며 면역성을 올리고 암을 예방하는 효과도 있다. 비슷한 연구로 직장인 2,433명을 대상으로 조사했을 때도 운동을 하면 신체적 건강이 2.75배 상승하는 효과가 있었으며, 결근율도 36% 낮추는 효과가 나타났다.

표 1-2 건강 관련 세부 실천 내용

구분	세부내용	실천율(%)	남성	여성	20대	30대	40대	50대	60대
신체적 건강	규칙적인 운동	48.8	46.9	50.6	42.0	43.9	47.0	52.7	55.4
	건강한 음식 바르게 먹기	52.3	48.7	56.0	39.4	43.0	55.1	53.5	67.2
	정기적인 건강검진	54.8	53.0	56.7	29.4	34.7	57.4	65.2	75.1
	금연	71.4	47.9	95.1	72.2	69.9	65.7	70.4	76.2
	절주	43.0	24.2	61.8	28.5	35.1	40.0	40.9	57.3
	과로는 금물, 나에게 맞는 생활	44.9	40.7	49.2	40.5	41.7	40.1	42.5	56.5
정신적 건강	긍정적인 마음 갖기	67.9	65.3	70.5	68.1	66.4	68.2	65.5	69.5
	적극적인 삶 살기	59.4	58.9	59.8	53.0	57.7	62.3	61.4	63.1
사회적 건강	사랑하는 사람과 삶 생각하기	59.0	57.7	60.2	57.6	55.2	56.4	58.9	65.4
영적 건강	남을 도울 수 있는 시간 갖기	30.8	30.3	31.3	28.1	22.8	31.0	30.2	39.2
	신앙과 종교생활 하기	24.8	20.7	29.0	17.0	19.4	24.3	25.5	30.0

출처: 윤영호, 2021년 건강관리 인식 및 실천에 대한 대국민조사.

질병이 있든 없든, 신체적 건강만이 아니라 정신적, 사회적, 영적 건강도 우리의 삶에 크게 영향을 미친다. 1년에 100시간 이상 봉사하는 노인들이 그렇지 않은 노인보다 건강한 모습으로 장수한다는 연구 결과에 주목하자. 지금부터라도 긍정적이고 주도적인 정신적 건강, 사랑하는 사람들과 함께 하는 삶을 살아가는 사회적 건강, 남을 돕는 봉사활동과 종교활동 등의 영적 건강에 신경 쓰자. 나이가 들더라도 좋은 습관을 만들어 건강을 지키면 사회환경도 건강해져 생산적 활동도 유지할 수 있다. 이는 사회적 의료비를 절감하여 자신과 사회에 좋은 일이다.

다행히 겨울이 지나면 봄이 올 것이고, 오늘이 지나면 내일은 다시 시작된다. 과거에 실패한 경험이 있더라도 오늘 다시 한번 시작하자. 운동, 금연, 긍정적 생각, 종교활동 등 어떤 것이라도 상관없다. 자신을 신뢰하고, 습관은 바로 만들어지지 않는다는 것을 이해하며 실천으로 옮기자. 작심삼일作心三日이면 어떤가. 우리 마음에 새로운 사람으로 거듭나고 싶은 갈구渴求가 있다면 실패를 두려워하지 말고 시작하자. 언젠가는 습관이, 성격이, 운명이 달라질 것이다.

"합리적인 결정을 내리려면 문제를
명확히 파악하는 것이 가장 중요하다.
'멈추고, 생각하고, 선택하라.'
무엇이 문제였는지 근원부터 생각하고,
충분한 시간을 가지고 자문해보아야 한다."
－《성공하는 사람들의 7가지 습관》(스티븐 코비)

당신은
정말로
건강하십니까?

건강상식 불변의 법칙,
아는 만큼 건강해진다

평균수명보다 건강수명이 중요하다

"코로나19 확산 방지를 위해 조문을 정중히 사양하오니 양해 부탁
드립니다."

코로나19 때문이었을까? 작년 겨울 두세 달 동안 12통의 부
고訃告 문자를 받았다. 팬데믹으로 어수선한 시국에 잦은 부고 알
림은 마음을 더욱 스산하게 했다. 코로나19로 요양병원의 면회가
전면 금지되어 아버지의 임종을 지키지 못했다는 지인의 한탄에
더욱 가슴이 아팠다.

언제부터인가 '요양병원'이라는 단어가 낯설지 않다. 집에 살
땐 질병으로 병원에 다니다가, 더 늙으면 요양병원에서 몇 년씩 누
워 지내는 사람이 점점 많아졌다. 이제 노년에 질병으로 고생하는
기간도 늘고 있다. 평균수명이 길어졌지만 동시에 유병 기간도 길

그림 2-1　기대수명과 건강수명 (단위: 년)

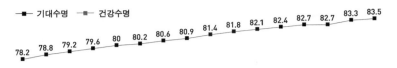

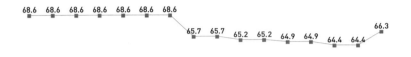

출처: 통계청. 2021년

어지는데, 과연 장수에 큰 의미를 둘 수 있을까? 암울한 현실이지만, 그래도 아직 희망을 버려선 안 된다고 의사로서 말하고 싶다. 적벽대전에서 패배한 조조의 말처럼 두려운 것은 실패가 아니라 절망이다. 실패는 병가지상사兵家之常事라고 했으니 지금부터라도 최선을 다하면 된다.

　2021년 12월, 통계청은 2020년 출생아의 기대수명을 남녀 통틀어 83.5년으로 발표했다. 남자의 기대수명은 80.5년, 여자는 86.5년이었다. 이는 경제개발협력기구OECD에서 발표한 평균수명 80.5년보다 3년 높은 수치다. 또한 남자의 기대수명은 OECD 평균(77.9년)보다 2.6년, 여자의 기대수명은 OECD 평균(83.2년)보

당신은 정말로 건강하십니까?

다 3.3년 높다. 특이한 점은 다른 국가들의 평균 기대여명이 1년 전보다 0.5년이 감소하였는데, 우리나라는 변하지 않고 늘었다는 것이다. 통계청은 이를 다른 나라들이 코로나19로 인한 사망자가 많았던 반면, 우리나라는 영향이 없었기 때문이라고 추정했다.

통계청 완전생명표°에서 나의 나이를 입력하여 기대여명을 확인하니 약 26.0년이 남았다고 알려준다. 문득 낯선 기분에 사로잡혔다. 비록 예측이지만, 내게 죽음이 닥칠 시간을 안다는 것은 갑작스레 시한부 선고와 마주한 느낌이었다. 더 큰 걱정은 남은 시간을 건강하게 보낼지, 내가 접하는 많은 환자처럼 질병과 싸우며 보내게 될지 알 수 없다는 사실이다.

나의 우려는 괜한 것이 아니었다. 통계청은 2020년 출생아의 기대수명 중 질병이나 부상으로 인한 기간을 제외한 '건강수명'이 남녀를 포함하여 66.3년이라고 발표했다. 기대여명에 비해 건강수명이 17.2년이나 낮다는 것은 질병을 갖고 살아가는 기간이 더 길다는 의미다.

그렇다면 우리가 생각하는 가장 이상적인 기대여명은 얼마일까? 우리 연구팀은 2012년에 처음으로 전국 성인 남녀 1,000명 대상의 〈건강관리 인식 및 실천에 대한 대국민조사〉를 실시했다.

● https://kosis.kr/statHtml/statHtml.do?orgId=101&tblId=DT_1B42

응답자들이 밝힌 '이상적 기대수명'은 평균 83.5세로 나타났으며, 90세 이상이라고 응답한 자도 전체의 25%였다.

이상적 기대수명이란 개인이 주관적으로 적절하다고 생각하는 수명이다. 흔히 말하는 '얼마나 오래 살고 싶은가'에 초점을 맞췄다. 본인의 삶과 주변 환경을 어떻게 바라보는지 파악할 수 있는 간단한 지표로, 구성원의 이상적 기대수명이 높을수록 건강한 사회일 수 있다.

우리는 2016년에도 같은 조사를 실시했다. 당시의 응답자들이 바라는 이상적 기대수명은 87.5세로 나타났는데, 4년 사이에 4년이 늘었다. 그러나 2021년에 다시 조사했을 때의 결과는 87.6세로, 코로나 팬데믹의 영향인지 2016년과 비교해 별 차이가 없었다.

2013년 구글 공동 창업자인 세르게이 브린Sergey Brin과 래리 페이지Larry Page는 바이오벤처 '칼리코Calico'를 설립했다. 이들의 목적은 노화老化의 비밀을 밝혀 인간의 수명을 획기적으로 연장하는 것이었다. 이들은 2018년이 되어서야 그동안 감춰왔던 비밀 연구 프로젝트의 성과를 발표하였는데, 다른 쥐들보다 10배의 수명을 가진 '벌거숭이두더지쥐의 발견'이었다. 벌거숭이두더지쥐의 수명은 32년, 사람으로 치면 800세에 해당한다. 이렇게 오래 사는 동안 노화가 거의 진행되지 않아 '늙지 않는 동물'이라는 별명이 붙었으며, 심지어 암이나 질병에 걸리는 일도 거의 없고 고통도 느끼지 않는다고 한다. 칼리코는 벌거숭이두더지쥐가 늙지 않고도 오래 사는 비밀을 풀어 인간의 수명을 500세까지 늘릴 방법을 찾아 나섰다.

500세, 꿈만 같은 이야기다. 만성질환이나 암을 걱정하지 않아도 되는 삶이라면 우리가 바라는 무병장수가 분명하다. 실현 불가능할 수도 있지만, 이미 실존하는 생명체가 있으니 그 비밀을 풀었을 때 아주 불가능한 이야기는 아닐 것이다. 지금까지 인간이 과학으로 풀지 못했던 비밀은 없었다. 시간이 필요할 뿐이다. 다음 세대, 혹은 그 다음 세대라도 비밀을 풀어 꿈을 이룰 것이라 기대한다.

물론 이것은 어디까지나 까마득한 미래의 이야기이다. 현재 인간은 수명이 늘어난다고 해서 신체적·정신적·사회적·영적 건강이 유지되거나 좋아지는 것은 아니며, 질병을 갖고 살아가는 기간만 늘어날 뿐이다. 500세까지 무병장수할 수 있는 비밀이 풀리지 않은 이상, 남은 삶은 노화와 함께 찾아오는 만성질환이나 현대의학으로 고치기 힘든 질병들과 함께할 것이 분명하다. 100년을 살아도 50년을 질병의 고통으로 버텨야 한다면 백세 시대가 반가울리 없다.

그러나 실망하기는 이르다. 지금까지의 연구 결과를 살피면,

기대여명을 긍정적으로 보는 사람들이 더 건강하게 오래 산다고 한다. 오지 않은 미래를 걱정하며 실망하기보다 현재의 건강을 지키고 남은 삶을 긍정적으로 생각하면서 노후를 준비하면 어떨까? 내 몸을 위해 매일 규칙적으로 운동하면서 건강에 해로운 나쁜 습관을 버린다면, 비밀을 풀지 않아도 남은 삶이 건강할 수 있다.

건강검진의 그늘

몇 년 전 회의에 참석하기 위해 보건복지부 산하기관에 방문했을 때의 일이다. 회의가 끝난 후 다음 모임 준비에 관해 골똘히 생각하던 나는 엘리베이터에서 내리자마자 몸이 튕겨 나올 만큼 큰 충격을 받았다. 통증을 느낄 새도 없이 이마에서 흘러내리는 피가 눈앞을 가렸고, 급히 병원을 찾아 봉합수술을 받아야만 했다. 영락없이 유리창에 부딪힌 참새 꼴이었다.

사고의 원인은 센서가 달린 자동유리문 때문이었다. 당시 보건복지부 산하기관은 민간 소유의 건물을 임대받아 사용하고 있었는데, 엘리베이터 바로 앞에 건물 외부로 나가는 문이 있었고, 당연히 열릴 줄 알았던 문이 열리지 않아 사고가 발생한 것이다. 나 말고도 사람들이 다치는 사고가 잦았다는 사실을 나중에야 알

왔다.

센서가 민감하면 사람들의 미세한 움직임에도 자주 문이 열린다. 당연히 에너지 절약 차원에서 민감도를 낮추거나 각도를 조정하는 것이 맞다. 하지만 엘리베이터와 자동유리문의 위치가 너무 가까운데 센서의 반응이 느리면, 문이 열리지 않았다는 상황을 판단하지 못한 사람들이 나와 같은 피해를 당할 수 있다. 충분히 예방할 수 있는 사고였는데, 그러지 못했다는 생각에 아쉬움이 들었다.

안경이 깨지지 않아 눈을 다치지 않은 것도 불행 중 다행이었다. 더 큰 사고를 방지하고자, 건물주의 공식적인 조치를 요구했다. 얼마 후 그 건물의 유리문에는 유리문이 닫혔는지 쉽게 식별할 수 있도록 반투명 빨간 띠를 붙였고 센서도 더 민감하게 작동하도록 바뀌었다.

사실 환자를 진단할 때도 '민감도' 때문에 비슷한 일이 일어난다. 검사의 민감도가 떨어지면 질병을 초기에 진단하기 어렵기 때문이다. 이 경우 질병이 걷잡을 수 없이 악화되고, 미처 손을 쓸 수 없는 상태로 발견되기도 한다.

반대로 검사의 민감도가 너무 높으면 병이 없어도 마치 있는 것처럼 이상 결과가 나오며, 질병의 유무를 확실히 알기 위해 더 정확한 검사가 필요하다는 통보를 받는다.

조기에 질병을 발견하는 것은 다행이지만, 반복되는 검사로 신체적 고통을 받을 뿐만 아니라 많은 검사 비용이 들 수 있다. 더구나 아무 이상이 없다는 말을 들을 때까지 가슴 졸이며 정신적 고통을 받기도 한다. 유감이지만 이런 문제는 개인이 하는 건강검진에만 해당되지 않는다. 질병의 유병률, 질병 부담, 치료 가능성, 생존율 향상, 비용효과성 등을 고려하여 검진 항목을 정하는 국가건강검진도 마찬가지다.

기업이 추가 비용을 부담하여 직원의 복지 차원에서 이루어지는 종합검진도 예외는 아니다. 이때 종양표지자 검사를 포함하는 경우가 많은데, 일반적으로 암을 진단받은 환자가 치료 후 그 암의 재발 여부를 확인할 목적으로 추적조사를 하는 검사이다. 많은 검진센터에서 정밀 암 검사항목에 추가해놓았고, 수진자들도 검사를 희망하는 경우가 많다.

문제는 정상인의 경우에도 이 종양표지자 검사의 수치가 높게 나오는 경우가 있다는 것이다. 흡연자나 몸에 염증이 있을 때 일시적으로 수치가 올라갈 수 있다. 이런데도 종합검진 항목에 들어간 것은 검진센터와 수진자 그리고 회사의 이해관계가 복잡하게 얽혀있기 때문이다.

요즘은 건강검진에 관심이 늘면서 갑상선 초음파검사가 과도하다 싶을 만큼 많아졌다. 물론 검사에서 이상이 발견되면 세포

검사를 하게 되고, 암으로 확진되면 당연히 수술이 필요하다. 그런데 갑상선 암은 별 증상없이 지내다가 뒤늦게 발견되어도 사망하는 일이 드물 정도로 치료의 예후가 좋은 암이다. 최근 보건복지부와 국립암센터가 발표한 자료에서 완치율을 의미하는 5년 생존율이 98.8%였다. 국가암검진에 갑상선 초음파검사는 포함되지 않은 데는 이런 이유가 있으며, 전문가들도 증상이 없다면 굳이 권장하지 않는다.

질병이 있는지 없는지 검진 결과가 불확실한 상황에서 개인이 각종 검사를 추가하겠다고 한다면 누가 개인의 선택을 막을 수 있을까. 다만, 지금이라도 불필요한 검사로 인한 피해와 비용을 고려해 전문가들과 정부가 나서야 한다. 또한 정부는 국민 개개인이 국가건강검진 이외에 추가 건강검진 항목을 결정할 때 참고할 가이드라인을 적극적으로 제시할 필요가 있다.

물론 어떠한 결정을 하더라도 항상 선의의 피해자가 있기 마련이다. 그렇더라도 대상자나 검사항목과 방법들을 고민하여 불합리한 점을 줄이려는 노력이 이루어져야만 언젠가는 모두가 만족할 합리적인 건강검진으로 거듭날 수 있다.

그렇다면 우리 국민은 건강검진을 얼마나 이용했고, 어떻게 평가할까? 2021년 3월, 전국 1,000명 대표집단을 방문조사하여 다음과 같이 물었다.

"귀하께서 가장 최근에 이용하신 건강검진센터에서
다음과 같은 항목을 제공받으셨습니까? (해당사항에 모두 체크)"

- □ ① 과학적 근거기반 검진(검진 항목별 의학적 근거 제공)
- □ ② 위험요인(건강 습관 및 과거 질병력)에 맞춤 검진
- □ ③ 검진결과 상담
- □ ④ 사후관리 제공
- □ ⑤ 건강검진센터 이용 경험 없음

놀랍게도, 24.9%가 건강검진센터를 이용해본 적이 없다고 응답했다. 20대가 67.1%, 30대가 45.4%였다. 그 외에 40대 17.5%, 50대 8.0%, 60대 4.2%, 70대 이상은 3.0%가 이용한 경험이 없다고 했다. 우리 정부는 2019년부터 미취업 20~30대 청년들에게도 무료건강검진을 시행하고 있다. 충분한 홍보가 이루어진다면 앞으로 청년들의 경험도 늘어나리라 예상한다.

한편, '건강검진센터에서 제공한 항목'에 대한 조사 결과, 이용 경험이 있는 국민들만으로 통계를 구하면 '검진 결과 상담' 76.9%, '과학적 근거 기반 검진' 44.2%, '위험요인에 맞춤 검진' 37.1%, '사후관리 제공' 17.6%이다. '검진 결과 상담'이 76.9%에 불과한 이유는 '결과지'만 받고 직접 의사의 상담을 받지 못했기

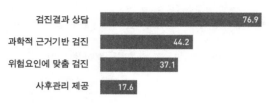

그림 2-2　건강에 대한 인식 및 관리 실태 (단위: %)

검진결과 상담	76.9
과학적 근거기반 검진	44.2
위험요인에 맞춤 검진	37.1
사후관리 제공	17.6

출처: 윤영호. 2021년 일반 국민의 임신육아, 국민건강 관련 인식 및 관리방안에 대한 조사

때문이다.

　또한 정부와 병원들이 과학적 근거로 결정한 국민건강검진과 종합검진의 세부 항목을 이용 경험이 있는 국민의 44.2%만이 '과학적 근거 기반 검진'이었다고 인식하고 있다. 나머지 국민은 건강검진이 과학적이지 않다고 불신하는 것일까? 또는 확신이 가지 않는 검진을 받았다는 뜻일까?

　좀 더 자세한 조사를 통해 확인이 필요하지만, 정부와 검진센터들에게 책임이 있음을 부정할 수 없다. 더구나 '위험요인에 맞춤 검진'을 받았다고 응답한 사람은 더 낮은 비율인 37.1%에 불과했다. 국민은 현재의 국가건강검진이 각자의 건강 위험요인에 기반한 '맞춤 건강검진'이기를 바란다. 그러나 우리는 아직 기대에 부응하지 못하고 있다.

　재임 시절 트럼프 전 미국 대통령은 자신의 건강 이상설이 부각하자 건강검진기록을 공개한 적이 있다. 그러자 국내 한 일간지에서 한국인들의 건강검진과 비교하였을 때 검사항목들이 무척 대조된다는 내용의 기사[•]를 발표했다. 트럼프 전 미국 대통령은 저선량 폐 단층촬영 CT, 심장초음파, 대장내시경, 전립선특이항원 혈액검사, 갑상선기능검사의 5가지 검사만 받았고, 우리나라에서 고가의 검사에 해당하는 PET-CT 검사, 뇌 MRI, 경동맥초음파검사, 심장 CT 스캔 등은 전혀 받지 않았기 때문이다. 대신 우리나라에서 흔히 권장하는 경동맥 혈류 체크, 간 초음파, 복부 CT, 갑상선초음파검사 등 고가의 검사를 의사의 촉진이나 청진으로 판단했다.

우리나라도 최근 대장암이 늘고 있어서 45세나 50세가 넘으면 대장내시경을 받게 한다. 또한 위암 발생률이 높아 40세가 넘으면 1~2년마다 위내시경을 권한다. PET-CT 검사, 뇌 MRI, 경동맥초음파검사, 심장 CT 스캔 등은 대기업들이 임원들에게 건강관리 차원에서 제공하고 있다. 우리 국민의 일부는 미국 대통령도 받지 못하는 엄청난 검사를 받는 것이다.

그러나 근거 없는 과도한 검사는 오히려 방사선 노출로 인해 암 발생의 위험이 증가하고, 지나치게 민감한 검사로 인해 추가검

● 출처: 〈조선일보〉 2018년 1월 30일 자. '툭하면 MRI·CT··· 한국, 트럼프보다 고가 검진 더 받는다.'

당신은 정말로 건강하십니까?

사를 받아야 하는 등 부작용을 유발한다. 현재와 과거의 건강 습관, 가족력, 과거의 검사 결과 등을 고려해 검사항목을 결정하는 것이 적절하다.

과도한 건강검진이 이루어지는 또 다른 이유는 종합검진에서 아무런 이상이 없어도 수진자들이 믿지 않아서다. 이들은 검사상으로 설명할 수 없는 이상을 호소하기도 한다. 결국 고가의 비용을 지불하고 건강기능식품을 먹거나 이 병원, 저 병원 쇼핑하듯이 검진을 다니기도 한다.

사실 그동안 의사들은 제한된 시간 때문에 수진자에게 병력과 최근 증상을 충분히 묻기 어려웠다. 만약 객관적으로 검증된 과학적인 방식을 이용하여 사전에 평가·분석이 가능하다면 어떨까? 분명 최대한 문제 해결에 초점을 맞추어 효과적으로 사용할 수 있을 것이다.

이를 해결할 방법이 스마트하게 개인별 맞춤으로 건강을 경영하기 위한 새로운 패러다임의 건강검진인 '헬스 스캐닝 health scanning'과 '건강코칭'이다. 환자의 전인적 건강 상태, 스마트 건강전략, 효과적인 건강행동의 패턴을 분석하는 등 '포괄적인 건강 평가'이자 '타당성이 검증된 평가 방법'이다. 정성적인 평가라도 정량적인 건강지표로 전환할 수 있으며, 과학적인 개발과정을 거쳐 주관적 웰빙과 삶의 질 평가 방법에 관한 의미 있는 기준을 제시한다.

아울러 스마트 센서, 인공지능 등과 결합되면 질병과 건강 이상에 대한 예측도를 높일 수 있다. 인간은 생물적인 존재를 넘어서 사회적 존재, 정신적 존재, 영적 존재이지만, 지금까지의 건강검진 기술로는 인간의 다차원적인 영역을 진단할 수 없었다. SNS, Life log data 등을 활용하여 표정, 말투, 관심사, 행동, 걸음 등을 분석한다면 이러한 단점이 해결되어 정확한 개인별 맞춤 진단이 가능해진다. 또한 환자가 가정과 직장에서 지속적으로 건강을 경영할 수 있으며, 주치의가 결과를 모니터링하여 다음 진료에 활용할 수 있다.

이러한 기술이 반영된 건강검진법의 또 다른 장점은 환자 건강 향상에 도움이 되면서도 비용 절감 효과가 있다는 점이다. 대중적으로 쉽게 사용되도록 개발한다면 고연령층과 저소득층의 접근성도 높일 수 있어 건강 불평등 해소에도 도움이 될 것이다.

내 몸의 위기 신호를
놓치지 마라

건강검진이 놓치고 있는 건강 이상

우리는 병원에 가서 많은 검사를 한다. 혈액검사나 소변검사는 기본이고 필요한 경우 영상의학 검사도 한다. 국가에서 주관하는 건강보험에서도 다양한 검사를 시행하고 있으며, 개인적으로 비용을 부담하는 검사들도 있다. 워낙 종류가 다양해서 이루 다 셀 수 없을 정도이다.

검사들은 대부분 우리의 생물학적 상태를 평가해서 질병 유무를 확인하고 그 예후를 예측하기 위한 진단이 목적이다. 또 건강검진처럼 건강에 이상이 없음을 확인하고, 이상이 있다면 확진을 위한 정밀검사를 추가하기 위한 목적으로도 이루어진다. 이제 건강을 막연하게 생각하던 시대에서 포괄적이면서도 구체적으로 측정 가능한 시대로 진화한 것이다.

하지만 혈액검사에서 당뇨나 고지혈증, 감염 질환, 빈혈 등이 있는지를 확인하는 것으로 건강에 이상이 있는지 정확한 측정이 가능한 것은 아니다. 또한 고가의 검사를 해서 이상이 없다고 건강하다 말할 수는 없다. 동물적 존재에서 가장 이상적인 전인적 존재로 성장한 인간의 건강을 측정 가능할 만큼 진단기술이 발전하지 못해서다.

의학 기술은 분명 사람의 건강 스타일을 다양하고 깊이 있게 평가할 수 있을 만큼 발전했다. 평가 방법도 무수히 많으며 그 결과도 사람 수만큼 다양하다. 하지만 인간은 신체적 검사나 현재의 기계적 검사만으로는 알기 힘든 존재다. 더구나 아무리 발전했다고 해도, 현재까지 알려진 기계들로 건강을 정확히 측정하기 힘들다.

건강에 이상을 느껴서 고가의 건강검진을 받았는데 이상이 없다는 말을 들을 때가 있다. 심리적인 이유가 원인일 수 있다는 말을 듣지만 뭔가 찜찜하다. 그렇다면 정신건강에 이상이 있다는 뜻일까? 이렇게 이상 증상을 느끼는데도 건강하다는 말을 듣는 사람들은 혹시 모를 불안감에 건강기능식품을 찾는다. 물론 위약 placebo 과 같은 심리적 위안은 될 것이다. 그러나 앞서 밝혔듯이 건강기능식품으로 건강이 좋아질 수는 없다.

이처럼 질병 진단이 내려지지 않을 때, 건강염려증 환자로 취

급받기도 한다. 의사와 수진자가 기대하는 건강의 기대치가 달라서 발생하는 문제다. 최고로 좋은 상태의 건강을 기대하고 그 방법을 찾고 싶은 수진자에 비해, 검사 결과 이상이 없고 나쁘지 않은 보통의 정도는 의학적으로 이상이 없다고 판단해서다. 의사인 나도 내 건강이 검사상 이상이 없지만 '최고로 좋은' 혹은 '아주 좋은' 건강 상태가 아닐 때가 분명히 있다. 신체적으로는 좋을지 몰라도, 정신적·사회적·영적인 건강은 그렇지 못한 것이 그 이유다.

다시 말하지만, 세계보건기구는 건강을 '단순히 질병과 허약함이 없는 것이 아니라 신체적·정신적·사회적으로 완전한 안녕 상태'라고 정의했다. 그렇다면 질병이나 허약함이 없는 것은 혈액검사나 영상 혹은 기능검사로 확인한다고 해도, '신체적·정신적·사회적으로 완전히 안녕한 상태'는 어떻게 알 수 있을까? '안녕(웰빙)'이란 매우 주관적일 수 있다. 한 사람에게는 '건강'한 것이 다른 사람에게는 그렇지 않을 수 있다는 뜻이다.

아래는 세계보건기구나 OECD는 국가 간의 국민 건강 상태를 비교할 때 가장 많이 사용하는 질문과 답이다. 우리나라 통계청에서도 같은 질문을 한다.

귀하의 전반적인 건강 상태는 어떠하십니까?				
매우 좋다	좋은 편이다	보통이다	나쁜 편이다	매우 나쁘다
☐	☐	☐	☐	☐

'좋다'와 '나쁘다'라는 단어가 무조건적이고 단정적으로 기술되듯, 건강과 비건강도 대부분 맥락 없이 마구잡이로 사용된다. 과연 주관적인 안녕을 객관적으로 평가할 수 있을지 의문스럽다. 우리는 이 설문으로 국가별 건강 상태를 비교한 결과를 신뢰할 수 있을까?

검사 결과보다 더 중요한 것은 주관적인 내 몸의 상태

인간은 스스로가 아주 민감한 진단 장치이다. 피부와 점막에 있는 말초신경과 컴퓨터의 CPU에 해당하는 중추신경인 뇌 대뇌, 소뇌가 있다. 피부를 예로 들면, 외부 자극에 매우 민감해 접촉한 물질의 크기, 무게, 굴곡, 표면의 거친 정도 등을 느낄 수 있다. 또한 그 자극에 의한 통증을 통해 유해성 여부를 판단할 수 있다. 우리의 혀는 또 어떤가? 음식물에 민감하게 반응해 그 성분을 알아차릴 수 있다. 이러한 센서들은 우리 몸의 온갖 곳에 설치되어 있다.

우리의 몸에 아직 검사로 감지할 수 없는 초기 단계의 이상이 있다고 해보자. 이때의 변화는 발열, 피부색의 변화, 피부의 탄력, 부종 등과 같이 외형적 증상도 나타나지만, 통증, 불편감, 피로감, 괴로움, 식욕부진 등 본인만 알 수 있는 주관적 증상으로도 나타난다. 이러한 외형적, 그리고 주관적 증상들과 신호들은 종합적으로 뇌로 전달되어 과거의 기억, 경험, 당시의 감정들과 함께 분석되며, 뇌는 다시 현재 상황을 인식하여 원인을 파악하고 대처할 행동에 대한 의사결정을 한다.

이런 점에서 인간의 몸은 최첨단의 진단기기다. 의학적 지식과 현재의 검사 장비로 측정하지 못하는 많은 이상소견을 감지할 수 있어서다. 나의 몸과 마음이 내게 말을 한다면 뭐라고 할까? 누가 내 삶을 살아보지 않고서 나를 어떻게 알겠는가? 나 이외에 나를 잘 알 수 있는 사람은 없다. 건강도 마찬가지다. 다른 사람이 나의 건강을 내가 감지한 것보다 더 정확하게 알 수 있을까? 아무리 정밀한 검사라도 밝히지 못하는 것들을 내 몸의 주인인 나는 알 수 있다.

열도 없는데 기침을 하고 피로하며 온몸이 아프다. 그렇다면 이러한 증상들이 어느 정도 있을 때 문제가 될까? 조금, 약간, 보통, 매우 등으로 표현하자니 애매하고, 임상적 의미를 판단하기는 더 어렵다. 이렇듯 몸의 감각세포, 신경세포, 중추신경에 의해 판단되는 건강 평가는 주관적이다. 그러나 과학적인 개발 절차와 의학적으로 검증된 지표는 매우 객관적인 지표로 활용되기도 한다.

우리 몸은 현대의 어떠한 첨단 검사로도 찾아내지 못한 이상을 감지할 수도 있다. 단지 수치화나 이미지화하지 못해 객관적으로 표현되지 못할 뿐이다. 이때 당신이 바로 최첨단의 진단기기이므로 그 현상을 기록한다고 하자. 너무 주관적인 기록이라도 신뢰할 수 있고 타당한 방법으로 평가할 수 있다면 의미 있는 기록이 될 것이다. 특히 반복해서 측정되어 변화를 관찰할 수 있고, 의사의 진단이나 치료 경과 판단에 도움이 된다면 의학적으로 더욱 가치가 높아진다.

개인 맞춤의 건강계획을 설계한다

많은 건강검진센터가 인간의 건강을 진단한다는 이유로 고가의 검사를 추천하여 수익을 챙긴다. 그러나 신체적 건강은 우리 건강의 일부에 불과하다. 그들은 일부에 불과한 것을 전부인 것처럼 홍보하고 있다. 질병을 고쳐 건강을 회복하고 유지하기 위해서는 전인적 건강을 평가하고 건강을 경영해야 개선할 수 있다.

우선 '메타 건강 평가'로 생물학적 건강검진에서 놓친 전인적 건강을 진단하여 신체적·정신적·사회적·영적 건강 중 취약한 건강 분야를 찾아야 한다. 이를 다시 향상시키기 위해서는 1장에서 말한 '12가지 건강 습관Highly Effective Health Habit, HEHH'의 실천단계를 확인하고 잘못된 건강 습관을 중점적으로 개선하면 된다. 이 단계에서는 수요자의 입장과 선택이 중요하다. 당장 개선이 필요한 습관이 우선이겠지만, 자신의 마음가짐과 환경, 선호도에 따라 달라질 수 있기 때문이다.

그런데 각 습관에는 적합한 건강경영전략과 건강행동패턴이 있다. 이를 분석하여 가장 효과적인 전략과 패턴에 집중하도록 함으로써 건강 습관을 바꿀 수 있다. 나는 이 분석의 명칭을 '건강스캐닝health scanning'이라 하고 있으며, 건강상태, 건강 습관, 건강행동패턴, 건강경영전략으로 구성되어 있다. 다른 검사들처럼 과학적으로 검증된 건강평가검사들을 ICT를 이용해 분석해주는 것이다.

이제 개인의 유전, 생리적 조건, 질병, 특이 상태에 따른 특정 요구에 맞추어 치료를 개별화하는 정밀의학precision medicine의 시대가 시작된다. 미래의 건강검진은 성별, 연령, 가족력의 인구학적 특성과 질병력, 유전 등의 의학적 특성을 건강스캐닝 등의 종합적인 분석을 통해 필수검사, 선택검사로 구분하게 된다. 아울러 검사했을 때와 하지 않았을 때의 위험부담에 근거한 의사결정과 위험 수용,

책임을 의료진과 상담할 수 있다. 바로 과학적으로 분석된 정보에 근거한 수요자와 의료진이 함께 참여하고 책임지는 의사결정이다. 건강은 유전과 환경 및 아직 알려지지 않은 원인에 의해 결정된다는 것을 명심해야 한다. 건강 결정 요인은 유전, 습관, 환경, 의료제도, 사회시스템들이다.

우리는 유전자에 의해서만 건강이 결정되던 과거의 존재가 아니다. 환경과 습관의 영향을 더 크게 받으며 살아가기 때문이다. 건강 습관은 우리 신체의 시스템을 바꾸고 건강도 바꾼다. 내 몸을 내가 치료해야 할 때가 있다. 약만 먹어서는 치료가 안 된다. 최고의 건강에 대한 목표를 세우고 생각과 행동을 개선하여 만든 습관이 건강을 만든다.

효과적인 행동패턴을 찾아 반복해야 습관이 될 수 있다. 미래에는 건강을 유전자분석과 질병력, 약물 복용력, 건강경영전략과 건강행동패턴, 개인의 선호도 및 사회환경적 요인들에 의해 예측하고, 개인 맞춤의 건강계획을 설계하게 될 것이다. 드디어 개인에게 맞춘 건강 진단과 설계, 건강경영이 가능한 정밀건강의학의 시대가 시작되었다.

최고의 건강을 위해 최선을 다해야

인간의 진정한 건강은 무엇인가? 인간은 건강을 전인적 건강으로 이해하고 기대하는데 현재의 건강검진들은 동물적 수준의 생물학적 검사에 집착하고 있다. 아직 우리의 건강을 완벽하게 파악할 수 있을 정도로 민감한 진단법들이 개발되지 않았다는 것은 연구개발할 내용이 많다는 것을 의미한다.

만일 검증된 주관적 평가체계로 사고, 판단, 의사결정, 행동, 기존 습관 형성 과정을 평가할 수 있다면, 건강 상태 파악과 뇌의 상태, 새로운 습관의 형성 과정까지 추측할 수 있다. 또한 무의식적이나 효과적인 건강행동의 패턴을 찾아서 반복하게 할 필요가 있다.

결국 이러한 상황에 공감한 많은 전문가가 직접 나서며 다양한 진단 방법을 개발했다. 눈에 보이는 빙산이 수면 아래 엄청난 정체를 감추고 있듯, 그동안 우리가 알지 못했던 건강 이상을 파악할 방법을 찾아 나선 것이다.

새로운 진단법의 특징은 본인이 직접 건강 상태를 확인할 수 있다는 데 있다. 지금까지는 우울증을 진단받기 위해 경험 많은 정신건강의학과 의사를 찾았다. 그러나 새로운 평가(혹은 선별검사) 방법을 이용한다면 직접 설문지를 통해 우울증 여부를 선별하고 심각도까지 파악할 수 있다. 신경과나 정신건강의학과 전문의를 찾아 간이정신상태검사Mini-Mental State Examination, MMSE를 받았던 치매 선별검사도 마찬가지다.

이러한 평가 방법들처럼 건강 상태와 행동 패턴, 전략들을 자가 평가할 수 있다. 인간에 대한 모든 검사에서 가장 중요한 예측은 생존율에 대한 예측인데, 이 또한 가능하다. 이미 지난 50년 동안 연구가 진행되었고 과학적으로 검증되어 신뢰할 만하며, 현재 임상에서 널리 사용되고 있다.

나 또한 이러한 자가평가방법들이 신뢰할 수 있고 정확하다고 본다. 우리 몸의 감각기관은 그 어떤 최첨단 기계보다 더 정확하고 최고 성능인 바이오센서 biosensor다. 이를 통해 수집된 몸 상태와 정신적·사회적·영적 건강 상태에 대한 정보는 세상의 어느 전선보다도 가늘고 정밀한 신경 네트워크로 인공지능보다 더 발달한 1.4kg의 뇌에 전달된다.

우리의 뇌는 감각을 통해 실시간 데이터를 수집하고, 과거의 수많은 정보, 학습, 경험, 지식을 토대로 종합적으로 분석과 판단이 이루어지며, 시뮬레이션을 거쳐 예측하는 곳이다. 그 과정에서 뇌의 피질은 시각, 청각 등으로 수집된 정보와 자신이 예측한 것과의 차이를 분석한다. 만일 차이가 발생했다면 민감하게 반응하며, 그 차이를 보완하여 더 정확한 판단과 예측을 얻어간다.

당신은 정말로 건강하십니까?

여기에 추가되는 정보가 '감정'이다. 정보, 경험, 감성에 당시의 감정까지 더해져 최종 판단된다. 자가평가방법들은 결국 바이오센서이자 신경네트워크이며 뇌의 종합적인 정보수집과 분석으로 판단되는 도구인 것이다.

지금 구글, 네이버 등 세계적인 기업들은 두뇌 '시냅스'의 역할을 하는 AI의 '인공신경망 파라미터' 개수가 2천억 개를 넘어 100조 개까지 다다르는 초거대 AI를 만들고 있다. 인간의 지능 수준을 뛰어넘는 인공지능을 개발하기 위해서다. 발전된 인공지능은 인간보다 더 인간의 건강을 정밀하게 진단할 수 있을 것이다. 그전까지는 검증된 자가평가방법들로 구성된 건강스캐닝을 잘 활용하여 최고의 건강을 위해 노력해야 한다.

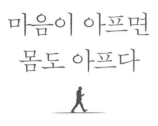

마음이 아프면
몸도 아프다

주관적 건강 중 정신적 건강이 가장 중요하다

매년 발표되는 〈세계 행복 보고서 World Happiness Report〉*에 따르면 주관적 웰빙은 우리 건강과도 밀접한 관련이 있다. 주관적 웰빙이 좋을수록 몸에서 염증이 줄어들고 감염위험이 감소하며 면역·내분비 체계가 좋아지기 때문이다. 또한 심혈관 건강에도 도움을 주어 심장질환과 뇌졸중 발병 확률이 줄어든다. 질병에 걸리더라도 회복력이 향상되며 생존과 장수에도 큰 도움이 된다.

2021년에 일반 국민들의 건강 상태를 분석해 보니 신체적·정신적·사회적·영적 건강 중 정신건강이 가장 중요한 부분을 차지한

● 지속 가능한 개발 솔루션 네트워크Sustainable Development Solutions Network의 간행물로 Gallup World Poll의 데이터를 기반으로 한다.

당신은 정말로 건강하십니까?

것으로 나타났다. 2018년 분석에서도 마찬가지였다. 직장인들을 대상으로 한 분석에서도 같은 결과가 나왔다. 그러나 연령대별로 분석한 결과는 조금 다른 양상을 보였다. 20대와 70대에서는 사회적 건강이 가장 중요한 부분을 차지했으며 다른 연령대는 정신건강이 가장 중요했다.

그러나 현재 정신건강을 측정할 때 사용하는 조사 방식은 사용할 수 있는 예측 변수들이 매우 제한되어 있다. 만약 이러한 건강 상태 평가가 우울증과 자살 생각의 존재를 예측할 수 있다면 심리사회적 상담이나 치료를 받을 수 있도록 하는 데에 유용하다.

우리 연구팀이 사용하고 있는 '메타 건강 평가'는 주관적인 건강 상태, 신체적·정신적·사회적·영적 건강 상태 등 전반적인 건강 상태에 대한 5가지 문항이다. 우리 연구팀은 우울증을 평가하는 9개 문항인 'PHQ-9 Patient Health Questionnaire-9'도 사용한다. 우울증을 진단하고 심한 정도를 측정하는 데 유용하게 쓰이는 평가도구이며 자살 생각에 대한 항목이 포함되어 있다.

매년 조사 결과에 조금씩 차이가 있지만, 대체로 신체 건강 상태가 우울증과 관련이 있는 것으로 나타난다. 앞서 소개한 2018년 조사에서는 신체적 건강이 나쁜 남성의 경우 4.7배, 여성의 경우 2.1배 더 우울증 위험률이 높았다.

흥미로운 부분은 남성에서는 영적 건강 상태가, 여성에서는 정신적 건강 상태가 신체적인 건강 상태보다 우울증과 더 상관성이 높았다는 점이다. 영적 건강이 나쁜 남성의 경우 5.5배, 정신적 건강이 나쁜 여성의 경우 3.9배로 위험률이 높았다. 또한 사회적 건강 상태는 남성의 자살 사고, 정신건강은 여성의 자살 사고와 관련 있었다. 사회적 건강이 나쁜 남성은 4.9배, 정신건강이 나쁜 여성은 4.3배의 자살 생각 위험률이 높았다.

PHQ-9을 이용해 매년 실시하고 있는 임상 연구에서 신체적, 정신적, 사회적 및 영적 건강에 대한 자가 평가로 우울증과 자살 생각에 대한 위험을 예측할 수 있다는 결론을 얻을 수 있었으며, 사회적으로나 임상적으로 유용하게 사용될 수 있다는 점도 확인했다.

현대 사회에서 자살과 우울증은 전 세계적으로 매우 중요한 이슈다. 세계보건기구는 세계인구의 3.8%, 성인 5.0%, 특히 60세 이상에서는 5.7%가 우울증을 앓고 있는 것으로 추정하고 있다. 통계에 따라 다소 차이가 있지만, 세계 인구의 약 2억 8천만 명 혹은 3억 2천만 명이 해당된다. 이들 우울증 환자는 피로, 불면증, 동기 부족 및 절망과 같은 생명을 위협하는 증상을 겪으며 삶의 질이 떨어진다.

우울 증상이 더욱 위험한 이유는 자살을 초래할 수 있어서다. 전 세계에서 매년 발생하는 백만 건의 자살 중에서 절반 이상은 우울증이 주요 요인으로 지적되고 있다. 약물치료나 심리사회적 상담으로 쉽게 관리될 수 있음에도 불구하고 많은 환자들이 증상을 인식하지 못하거나 적절하게 치료되지 못하고 있어서다. 자살 시도로 이어지기 전에 미리 우울증을 예측할 수 있도록 쉽고 체계적인 방안을 마련하는 것이 매우 중요하다.

삶의 질은 중요한 예후인자

2000년대 들어서 삶의 질, 주관적 웰빙이 생존율을 예측할 수 있다는 연구가 많이 발표되었다. 우리 연구팀은 국립암센터와 삼성서울병원과 함께 2001년부터 2006년까지 수술 후 완치를 판정받은 폐암 장기 생존자 809명을 대상으로 건강과 삶의 질에 대한 설문을 실시했다. 이들이 겪는 삶의 질 저하는 전통적인 예후 인자인 연령, 암의 병기, 종양의 특성 등 임상적·분자병리학적 요인들과 달리 독립적으로 사망률과 연관이 있었다.

폐암은 국내 암 사망률 1위다. 장기 생존이 어려운 암으로 알려졌지만, 최근 진단 및 치료 기술의 발전으로 생존율이 점차 높아지고 있으며, 생존자가 늘어나면서 치료 후 삶의 질이 주목받고 있다. 이들은 여러 검사를 통해서 재발이나 암이 전혀 발견되지 않은 상태였다. 그 후 5년간 추적 관찰한 결과, 전체 11.9%인 96명이 추적 관찰 기간 중 사망했다.

그동안 폐암 생존자를 대상으로 삶의 질과 사망 위험 간의 상관성을 장기간에 걸쳐 분석한 연구는 제대로 이뤄지지 않았다. 연구팀은 예후 인자를 포함하여, 삶의 질이 독립적으로 사망에 미치는 영향도 추가로 분석했다. 신체기능이 떨어진 생존자는 사망 위험이 2.4배 높았으며, 호흡곤란, 불안, 질환으로 인한 정신적 충격을 이겨내는 내적 역량 저하 등을 보이는 생존자도 사망 위험성이 높았다. 또 저체중과 수술 후 운동도 사망과 통계적으로 유의한 상관성을 보였다.

이 연구보다 먼저, 우리는 국립암센터와의 협력을 통해 국내 6개 병원(국립암센터, 삼성서울병원, 가천길병원, 계명대학교병원, 서울아산병원, 제일병원)의 자궁경부암이 완치된 생존자 860명을 대상으로 삶의 질 및 생존분석을 실시했다. 자궁경부암은 유방암, 난소암과 함께 국내 여성암 사망률 3위를 차지하고 있을 정도로 위험성이 큰 질환이지만, 조기 검진의 발달과 예방백신의 도입으로 유병률과 사망률이 감소하며 생존자 수가 급격히 증가하고 있다.

흔히 암생존자의 삶의 질이 일반인에 비해 나쁘다는 선입견을 갖기 쉽지만 꼭 그렇지는 않다. 다른 암환자의 경우, 완치 후 5년 이상 경과하면 일반인과 비슷해지거나 관리를 잘해서 더 건강해지기도 한다. 그러나 자궁경부암 생존자의 삶의 질은 낮은 편이며, 다양한 건강 관련 문제를 경험하는 것으로 알려져 완치 후 추후 관리가 중요하게 인식되고 있다. 그러나 이들을 대상으로 삶의 질이 장기적인 생존에 미치는 영향을 평가한 연구는 매우 부족한 실정이다.

우리는 이 연구에서 기존의 임상병리학적 특성에 더하여, 삶의 질이 장기 생존율에 어떤 영향을 미치는지를 통계청 사망 자료와 연계하여 살폈다. 그 결과, 2005년부터 2011년까지의 추적 관찰 기간 동안 전체 856명의 생존자 중 30명 3.5%이 사망한 것으로 나타났다. 또한 예후 인자들을 보정하여 분석하자, 신체적 기능, 역할 기능, 정서적 기능, 사회적 기능, 통증, 식욕감퇴의 문제가 있는 경우에 사망 위험도가 유의미하게 높아졌다. 신체 이미지 저하, 성생활 저하 및 두려움 등 특이적인 삶의 질이 나쁠 때도 마찬가지였다.

우리는 질병을 이해하는 데 있어 주관적인 삶의 질을 고려하는 것이 중요함을 깨달았다. 이러한 삶의 질 요인은 유전자 분석을 기반으로 한 정밀의학에서도 신중히 고려되어야 한다. 향후, 유전자-질병-삶의 질 다층 네트워크 등을 구현함으로써 유전분석으로만 설명하려고 하는 정밀의학의 한계를 보완해줄 수 있을 것으로 기대되며, 추가적 연구를 통해 암 생존자의 장기생존확률 예측

모형을 개발하면 진료에 활용할 수 있을 것이다.

국내 암 생존자가 200만 명을 넘어섰다. 그러나 대부분의 치료 후 적절한 관리를 받지 못해 암 재발이나 사망에 대한 막연한 불안을 느끼며 살아간다. 암 치료 후 재발 감시뿐 아니라 운동, 식이 등과 함께 체계적으로 삶의 질을 평가하고, 체계적으로 관리하는 진료 시스템을 갖추는 것이 매우 시급하며, 이에 대한 국가적 차원의 지원이나 보험수가 인정을 서둘러야 한다.

정신적 건강을 개선할 수 있다

그렇다면 어떻게 하면 정신건강을 좋아지게 할 수 있을까? 첫 번째는 정신건강과 관련 있는 건강 습관을 바꾸는 것이고, 두 번째는 건강경영전략을 개선하는 것이다. 이와 관련해서 우리 연구팀은 우울증에 영향을 주는 건강 습관과 건강경영전략에 대해 분석해 보았다.

먼저, 건강 습관에 따른 경도의 우울증의 차이 분석 결과 다수의 건강 습관이 관련 있어 보였다. 규칙적인 운동, 균형 잡힌 식이와 같은 신체적 건강 습관, 긍정적 마음 갖기, 적극적인 삶, 일과 삶의 균형과 같은 정신적 건강 습관, 사랑하는 사람과 함께 하는 삶 등의 사회적 건강 습관, 다른 사람을 돕는 삶과 같은 영적 건강 습관들이 있는 경우 모두 경도의 우울증이 낮게 나타났다. 중등도 우울증과 건강 습관의 관련성 분석에서도 이와 비슷한 현상이 나타났으며 규칙적인 건강검진도 관련이 있는 것으로 확인되었다.

일반 국민 1,200명을 대상으로 하는 또 다른 연구에서는 인생 위기 극복 전략 평가와 그에 따른 메타 건강, 우울, 삶의 만족도의 차이를 분석했다. 위기 극복 전략이 우수할수록 신체적·정신적·사회적·영적 및 전반적인 건강 상태 등 모든 메타 건강이 약 2~3배 좋았다. 이들은 신체적 삶의 질과 정신적 삶의 질도 약 2배 정도로 높았으며, 핵심 전략 및 준비 전략이 취약한 국민은 우울증 위험이 약 3~6배 정도 높게 나타났다.

모두 종합해보면, 정신적 건강을 위해서는 정신적 건강 습관만이 아니라 신체적·사회적·영적 습관들도 갖춰야 하며, 인생 위기를 극복하기 위한 전략을 적절하게 구사할 수 있도록 배우고 훈련할 필요가 있다는 것을 알 수 있다.

사람들은 물질적인 것들과 신체적인 것들에 집중하며 중요시하는 경우가 많다. 그러나 정신적인 건강에 좀 더 관심을 두고 건강 습관과 대응 역량을 개선하기 위해 노력하다 보면, 삶의 위기를 극복할 힘을 얻으며 성장할 수 있다. 이 당연한 사실을 깨닫고 실천을 통해 스스로 증명해 보이는 사람이 많아지기를 기대한다.

실존적 안녕이 얼마나 중요한가

서울대학교 암병원과 국립암센터, 삼성서울병원 공동연구팀이 수술을 받은 후 1년이 경과한 후 재발하지 않은 상태인 378명의 위암 경험자를 연구한 적이 있다. 위암은 한국에서 가장 흔하게 발병되는 암 중 하나로 가장 예후가 좋은 암 중 하나이며, 최근 조기 발견과 함께 치료 기술의 발전으로 완치되거나 장기간 생존하는 환자가 늘어나고 있다.

그러나 완치에도 불구하고 위암 경험자 중 약 34% 이상의 환자가 자살을 생각해본 적이 있거나 자살을 실행하려고 했던 것으로 나타났다. 평상시 느끼는 피로감, 설사증세, 탈모증세보다 실존적 삶의 질 문제가 있을 때는 5.7배나 더 자살 생각을 한 것으로 나타나 실존적 건강이 얼마나 중요한지 다시 한번 확인할 수 있었다.

또 다른 예로, 자궁경부암 환자의 불안을 유발하는 요인을 분석한 결과, 신체 이미지 저하, 성생활 저하, 수면장애, 재정적 어려움, 낮은 사회적 지지보다 실존적 안녕감 저하가 3.1배나 더 관련성이 높은 것으로 나타났다. 우울과의 관련 요인을 살펴본 결과, 역할기능 감소, 신체 이미지 저하, 재정적 어려움, 성생활 저하보다 실존적 안녕감 저하가 9배가 넘게 유의미한 관련이 있었다.

노인들을 대상으로 한 연구에서도 1년에 100시간 이상 자원봉사를 하는 사람들은 그렇지 않은 그룹에 비해 신체 수행 능력, 생산성, 수명에 있어 긍정적인 결과를 보였으며, 사망률도 절반으로 감소했다. 봉사라는 것은 나의 시간과 신체, 정신, 감성 등을 다른 사람과 의미 있는 일을 위해 기꺼이 희생하는 것이기도 하지만, 역설적으로 나의 신체적 건강과 수명에도 긍정적인 영향을 주는 일임을 알 수 있다. 우리는 '신'을 이해하는 방법이 서로 다를지라도, '나'와 연결되어 있다고 믿으며 받아들이는 이성과 감성의 혼합체이다. 또한 이러한 마음이 바탕이 되어, 남을 사랑하고 봉사하며 감사하는 삶에 의미를 부여하기도 한다. 이는 곧 우리의 실존적 건강과도 직결된다.

많은 연구 결과로 알 수 있듯이, 이제 신체적 건강만을 고려하는 것은 적절치 않다. 마음이 아프면 몸도 아프다. 마음이 건강해야 육체의 아픔을 딛고 일어서는 긍정의 마음도 생겨난다. 암 환자의 기적과도 같은 생존이 항암제나 의학적 처치만으로 이루어지지 않았음을 기억해야 한다.

위기를 전환점으로 만들
자기 주도적 관리법

건강 위기는 우연이 아닌 필연

나는 서울의대 교수로 오기 전, 2000년 7월부터 11년간 국립암센터에서 근무했다. 여러 직책을 맡아 금연, 암 예방, 건강검진, 통증 관리, 호스피스 등 정책개발, 홍보, 연구와 진료를 다양한 경험을 할 수 있었다. 2007년에는 기획조정실장을 맡았다. 의사이자 연구자로 남고 싶어서 피하던 직책이었지만, 이미 한 번 고사했던 적이 있었기에 더 이상 거절할 도리가 없었다.

기획조정실장이 된 나는 새로운 일들을 기획하고 여러 정부 부처, 국회, 기업들을 만나는 등 전혀 다른 삶을 살았다. 익숙하지 않은 업무로 스트레스를 받기도 했으나, 다양한 경험을 쌓으며 성장한 것은 매우 긍정적인 결과다. 덕분에 입법, 정책, 예산 수립 과정을 알게 되었고, '호스피스 제도화'와 '연명의료결정법 입법화'

등 건강 관련 제도와 조직을 기획하고 추진하는 일에 지금까지 도움이 되고 있다.

일에 대한 나의 욕심은 거기서 그치지 않았다. 바쁜 중에도 한국리더십센터의 리더십과 코칭 훈련을 받아 암 환자와 만성질환자 대상 프로그램에 적용했다. 〈암을 이겨내는 사람들의 일곱 가지 습관〉이라는 위기 극복 리더십 교육프로그램을 만들었고, 건강 코칭 훈련과정을 도입하여 암 환자와 만성질환자 대상 임상시험까지 성공적으로 마쳐 효과성을 검증하기까지 했다.

그렇게 바쁘게 보내던 2008년 어느 날의 일이다. 아침 8시까지 출근하기 위해 새벽에 일어나 강남의 집에서 일산의 직장으로 향하는 길이었다. 북적거리는 지하철 승객들 틈에서 하루의 업무를 머릿속으로 가늠하던 도중, 갑작스러운 뻐근한 통증에 놀라며 왼쪽 가슴을 움켜잡았다. 예전에는 한 번도 경험한 적 없었던 증상이었다. 설마 협심증일까? 직업이 의사이다 보니, 내가 느낀 증상들을 떠올리며 스스로 진단하기 시작했다.

'위치는? 강도는? 통증 지속 시간은? 목이나 어깨로 뻗치는 느낌이 있는가? 동반 증상은?'

가슴 통증은 왼쪽이었지만 정확한 위치를 표현하기는 어려웠다. 통증도 아주 심한 통증에 10점을 부여했을 때 5점 정도의 수준이었다. 그러나 1분 이상 지속되었기에 걱정을 떨칠 수 없었다.

갑작스레 찾아온 통증은 서서히 가라앉았다. 목이 타는 듯한 느낌이 아주 약간 있었지만, 어지럽거나 숨이 차는 등 별다른 징후는 보이지 않았다. 협심증이라 의심하기에는 미심쩍었지만 안심할 수 없었던 나는 병원에 도착하자마자 심장내과 전문의에게 검사를 부탁하고 아무런 이상이 없음을 확인했다. 이후로도 몇 번 비슷한 증상이 나타났다.

사람은 대개 어떤 문제 앞에서 긍정적으로 생각하는 편이다. 나 역시 큰 문제가 아닐 것이라고 안심하고 있었다. 그러나 '변이성 협심증Variant angina'을 배제할 수는 없었다. 변이성 협심증은 혈관이 동맥경화증으로 막혀서 생기는 것이 아니라 경련을 일으키는 것이며, 주로 새벽에 나타난다. 그렇다면 협심증은 아니지만 무언가 건강의 위험을 알리는 조기 신호가 아닌가 하는 생각이 들었다. 결국, 종합검진을 받았고 위내시경검사를 통해 역류성 식도염이라는 진단을 받았다. 그런데 뜻밖의 검사 결과가 나왔다.

'내가 고혈압에 고지혈증이라고? 나는 의사인데?'

건강검진 결과표를 읽던 나는 눈앞의 숫자들에 머릿속이 아득해졌다. 의사이기 때문에 건강한 삶이 계속될 것이라 착각하면서 식이조절과 운동에 소홀했던 탓이라는 후회가 밀려왔다. 환자들에게 올바른 습관과 건강한 삶을 강조했던 내가 겨우 40대 초반의 나이에 정반대 입장이 됐다는 사실에 허탈했다.

지나온 시간이 주마등처럼 떠올랐다. 너무 눈코 뜰 새 없이 바빴고, 주어진 업무는 과중했다. 비교적 짧은 시간 안에 많은 성과를 이루었지만, 정작 내 몸은 과중한 스트레스에 지쳐간 것이다. 결국 관리마저 소홀했던 탓에 건강에 위기가 왔다. 나에게 닥친 건강 위기는 우연이 아니었고, 20년 전부터 지속되어온 고질적인 나쁜 생활 습관에 의한 필연이었다. 예전에도 그랬지만, 나는 미국 연수를 다녀오면서도 전혀 음식을 가리거나 운동을 하지 않았다. 건강관리에는 관심이 없는 채 일에 파묻혀 가족들과도 충분한 시간을 보내지 못했다. 그 결과는 자명했다. 건강과 삶의 균형을 잃고 말았고, 알면서도 설마 하면서 구경꾼처럼 방관하고 지나치며 건강을 가볍게 생각했던 탓이었다.

그렇다면 예전의 나는 정말 건강 위기를 예상하지 못한 것일까? 결코 아니었다. 나는《꽃들에게 희망을》에 나오는 애벌레들처럼 오직 탑의 끝을 향해 오르며 살았다. 구름에 가려진 탑의 끝에 무엇이 있는지 궁금했던 애벌레들은 위험을 알리는 신호들을 무시하고 오르다 떨어져 죽지 않았던가. 나도 다르지 않았다. 나의 몸은 이미 오래전부터 질병의 위험을 경고했는데도 조기 위험 신호들을 무시하며 탑을 오르는 데만 열중한 것이다.

"내가 피곤한 이유는 체력이 부족해 내 몸이 스트레스를 감당하기 어렵기 때문이다. 피곤하다고 계속 잠만 자면 근육은 위축되고 심폐기능이 더 떨어져 피로가 악화되는 악순환을 반복한다."

"운동을 하면 체력이 좋아지고, 체력이 좋아지면 몸과 업무를 감당하는 능력이 향상된다. 스트레스를 극복하는 힘도 커져서 정서적으로도 안정되며 자신감도 생긴다. 역류성 식도염도 좋아질 것이다. 운동을 시작해서 선순환구조로 바꾸어야 한다."

나는 스스로 나의 건강을 코칭했다. 또한 건강에 관한 모든 지식을 나의 건강에 적용하고, 가까운 산을 찾아 등산을 시작했다. 과거의 잘못된 습관들을 버리고 현재와 미래를 위해 좋은 습관들을 만들도록 사고의 전환을 하는 것, 건강 위기를 건강의 전환점으로 삼아야 했다.

그러자 내 몸의 변화가 시작되었다. 만성질환의 근원이라 할 수 있는 과체중이 줄어들어 한때 65kg이 넘었던 체중이 61kg 전후반을 유지하게 된 것이다. 식욕이나 입맛이 떨어져 본 적 없는 나는 매일 체중을 재면서 식사량을 조절하고 있다. 출퇴근하면서도 차를 운전하기보다는 대중교통을 이용하고, 가능한 빠른 걸음으로 걸었다. 달고 기름진 음식을 좋아했던 식습관도 이제는 채소를 즐기는 것으로 바뀌었다. 그리고 주말마다 산행하는 습관을 만들었다. 요즘은 약속이 있으면 보통 속도로 걸어서 1시간 반 거리면 1시간 전에 나서서 빠른 걸음으로 1시간 만에 도착하곤 한다.

'성인병이 있어 약을 먹는 환자이니까 나는 건강하지 못한가?'

건강 습관을 유지하며, 스스로 질문을 던져보곤 한다. 그러나 질병이 있다고 해서 결코 건강하지 않은 것이 아니라는 결론을 내렸다. 약을 먹고 있지만, 신체적으로나 정신적으로, 사회적으로, 영적으로 얼마든지 건강해질 수 있기 때문이다. 나는 오히려 더 건강해질 수 있었고, 열심히 살아가는 기회가 되었다.

외부적 환경 요인을 점검하고 활용하라

건강을 결정짓는 요소는 유전 5%, 의료 10%, 건강 습관 30%이며, 사회환경적 요인이 절반 이상인 55%를 차지한다. 따라서 자기 주도적 건강경영은 자신의 유전과 건강 습관 등 특성을 고려하는 것도 중요하지만, 의료와 사회환경과 같은 외적 요소 역시 간과해서는 안 된다. 물론 모든 환경 요소를 바꿀 수는 없을 것이다. 그러나 자신의 노력과 주변의 협조를 얻는다면 최상의 기능을 발휘할 수 있는 최선의 환경을 만들 수 있다.

가장 손쉬운 방법으로 심리적인 안정을 얻을 수 있는 장소나 시간을 찾는 것도 좋은 선택이다. 유사한 건강 위기를 겪은 사람들과 함께하는 모임도 있다. 함께 어울리는 것만으로도 서로 힘이 되고 시너지를 발휘할 수 있다.

다음으로는 현재의 환경에서 해결할 수 있는 문제점을 발견해야 한다. 성공적인 건강 위기 극복이나 규칙적인 건강 습관 실천을 방해하는 핵심적인 장애물이 무엇인지 찾아보자. 가족 간의 일방적인 가사 분담, 직장에서의 과도한 업무, 식습관을 망치는 회식 등이 해당한다.

현재의 환경에서 건강경영에 도움이 되는 요소나 강점을 발견해볼 수도 있다. 지인 중에 헬스 트레이너나 영양사가 있다면 직접 도움을 구할 수 있다. 주변에 운동 동호회가 있거나, 출퇴근 시간이 유연해서 건강경영에 활용할 수 있다든지 의외의 강점은 널려 있다. 직장에서는 사내의 의료진과 영양사를 찾을 수 있고, 꼭 직장이 아니어도 보건소에서 건강에 관한 상담을 진행하여 조언 받을 수 있다. 특히 국민건강보험공단의 건강증진센터는 기초의학 상담, 체력측정평가, 맞춤형 운동처방 및 지도, 영양상담이 가능하다.

건강 위기를 인정하고 현실을 직시하라

"비만도 아닌데 제가 고지혈증이라니. 그럴 리가 없습니다."

"저는 담배도 안 피우는데 폐암이 의심된다니요? 뭔가 잘못된 것 같습니다."

간혹, 건강검진 결과나 질병 진단 등 건강 위기를 받아들이지
못하는 사람들이 있다. 심리적 불안이나 충격은 이해할 수 있지만,
자칫 생명에 위협이 될 건강 위기를 받아들이지 못하고 개선의 노
력을 보이지 않을 땐 난감하기만 하다. 의사인 우리는 건강 문제의
본질을 잘 파악할 수 있는 사람들이다. 건강과 질병에 대한 평가를
있는 그대로 전달해 정확하게 알려주어야 하며, 과장하거나 축소
할 필요가 없다.

미국의 심리학자 칼 로저스®는 현재의 자신을 그대로 인정할
수 있어야 변화가 시작된다고 했다. 특히 건강 위기에 있는 사람에
게 건강에 대한 평가는 매우 중요하다. 건강과 질병에 대한 그 어
떤 부정적 사실이라도 받아들여 도전할 때 긍정적 변화가 시작되
며, 평가 결과를 부정하거나 왜곡해서 받아들인다면 건강 위기를
극복하기 어렵다.

오히려 현재의 위기를 인정하는 과정은 건강 위기에 대한 비
현실적인 기대를 걷어내고, 건강과 질병 상태를 명확하게 파악하
게 한다. 과거의 건강 문제를 부각하기보다 미래의 해결 가능성에
초점을 맞춰야 하며, 개인이나 조직이 주도적이고 긍정적으로 위

●　Carl Ransom Rogers(1902~1987). 인본주의 심리학의 창시자.

기를 극복하게 하는 것이 바람직하다. 이때 과거의 성공 경험은 용기를 내는 데 크게 도움이 된다.

물론, 건강의 위기라는 현실에 직면한다는 것은 고통을 수반하는 일이다. 사람들은 이를 회피하려 하고 중요한 의사결정에도 허점을 보이기 마련이다. 그러나 건강 문제의 원인은 쉽게 드러나지 않는다. 합리적인 결정을 내리려면 문제를 명확히 파악하는 것이 가장 중요하다. '멈추고, 생각하고, 선택하라.' 무엇이 문제였는지 근원부터 생각하고, 충분한 시간을 가지고 자문해보아야 한다.

스티븐 코비는 《성공하는 사람들의 7가지 습관》에서 문제 상황 앞에 감정이 바로 튀어나오려 할 때 완급을 조절하고 한결 차분한 방식으로 반응할 수 있는 STC Stop-Think-Choose 단계를 제시했다. 가능하면 충분한 시간과 여유를 가지고, 삶의 의미를 찾아가는 자기존중의 시간을 갖도록 STC 단계를 적용해보자.

❶ Stop, 멈춰라
사람들은 흥분된 상태에서 멈추기를 싫어한다. 그러나 건강의 위기에서는 감정적인 빠른 의사결정보다 건강을 회복할 방향을 모색하기 위해 멈추고 냉정을 되찾는 것이 중요하다. 지금까지 앞만 보고 달려왔던 오토바이의 브레이크를 밟고, 건강의 위기에 어떻게 대처해야 할지 자기 자신에

게 충분한 시간을 허락하도록 하라.

❷ Think, 생각하라

건강 위기의 현실을 직시하고 어떻게 대처할 것인지 생각하는 단계이다. 시간을 가지고 모든 상상력을 동원해 자신의 질병이 불러올 현실을 파악하자. 정확한 정보수집과 선택 가능한 시나리오를 통해 철저히 현실을 직시하고 최적의 해결책을 찾는 것이 가장 큰 관건이다.

❸ Choose, 선택하라

치료 방법과 건강관리에 어떤 선택을 하는가에 따라 건강 위기 극복과 건강회복의 결과가 극명하게 달라진다. 지금까지 순간의 선택들이 누적되어 현재의 질병이 발생했듯이, 지금의 선택이 앞으로의 위기 극복과정과 건강한 삶을 결정하게 될 것이다. 그만큼 중요한 선택이므로 멈춰 생각하면서 드러나게 된 현실을 수용하고, 믿음과 용기를 가지고 합리적인 판단으로 결단해야 한다.

인식을 전환하고 변화의 의지를 가져라

정도의 차이는 있지만, 건강 위기는 삶의 중요한 변화를 가져오며,

얼마나 중요한 것을 잃었는지 누구나 삶을 돌아보게 한다. 직장을 잃는 실직 위기에 놓일 수도 있고, 최악의 경우 삶이 몇 달 남지 않았다는 의사의 선고를 들을 수도 있다. 큰 질병이 아니어도 관리가 필요한 건강 위기 앞에서는 동료들과의 회식이나 술 모임을 자제하면서 관계가 소원해질 수도 있다. 돈을 잃으면 조금 잃은 것이고, 친구를 잃으면 많이 잃은 것이고, 건강을 잃으면 모든 것을 잃는 것이라는 격언이 있지 않던가.

다시 말하지만, 지금이 건강 위기의 변곡점이다. 변하지 않으면 모든 것을 잃게 된다. 이제 건강 문제를 해결하기 위해 인식을 전환해야 할 때다. 현재의 위기를 넘어서고, 다시 재발하지 않도록 건강에 대해 새로운 사실을 깨닫고 지혜를 얻자. 건강관리에 소홀했던 자신을 탓하지 말며, 이왕 일어난 건강 위기라면 감사와 용서의 기회로 삼자. 과거의 건강에 감사하고, 마음을 넓혀 자신을 용서하는 마음은 나쁜 습관의 영향력을 약화하여 좋은 기회로 전환해준다. 셀리그만이 제시한 비관적 생각에 반박하는 방법을 활용해보자.

첫째, 스스로 건강 위기에 대한 명백한 증거를 찾아서 과도한 불안과 두려움이 사실과 다르다는 것을 깨달아야 한다. 예를 들어, 당신이 두려움과 불안으로 치료가 전혀 불가능하다거나 치료하면 더 악화된다는 비관적 믿음을 가진 암 환자라면, 암을 극복하고 건강을 되찾은 사람들에 대한 객관적인 데이터와 연구 결과 등을 참조하여 자신의 믿음과 사실이 다름을 알아야 한다.

둘째, 스스로가 가진 건강에 대한 비관적인 믿음을 반박하기 위해, 그런 믿음이 생기게 한 모든 가능성을 샅샅이 조사해 건강위기를 극복하고 건강을 회복하기 위한 대안을 찾는다.

셋째, 설령 건강과 질병에 대한 부정적인 믿음이 사실일지라도, 그 의미가 무엇인지 찾아본다.

넷째, 질병 극복과 건강회복을 위해 어떤 각오로 살아야 할지 생각해보는 실질적인 접근이 필요하다. 지금까지 건강에 대해 부정적이었지만 앞으로는 건강의 현실을 바꿔 위기에서 벗어날 수 있다고 믿어야 한다.

다섯째, 실제로 건강과 질병에 대한 부정적인 믿음을 반박하는 연습을 통해 비관적 믿음에서 벗어나야 한다.

건강 위기로 불행의 늪에 빠졌다 할지라도 긍정적 스토리텔링을 활용하면 과거, 현재, 미래에 대한 정서를 긍정적으로 바꿀 수 있다. 지금의 불행은 영원하지 않다. 다른 사람들의 건강회복 성공 스토리를 통해 긍정적 생각과 감정으로 이겨내자. 건강할 때는 그 원인을 영속적이고 보편적인 것에서 찾아야 하며, 건강이 악화되었다면 일시적이고 특수한 것에서 원인을 찾는 것이 회복의 비결이다.

건강 위기를 극복하고 성공한 사람들은 위기가 오히려 건강의 성장에서 가장 중요한 순간이었다고 말한다. 건강 위기의 경험적 가치를 인정하고, 그 속에서 교훈을 터득해 긍정적으로 성장할 수 있도록 해야 한다. "지금은 아프지만, 나는 더 건강해질 것이다."라고 되뇌자. 그렇게 훌훌 털어버리고 건강을 회복할 기회로 전환할 수 있다.

건강을 회복하기 위해 노력하지 않고 현상을 유지하려 한다면, 오히려 건강 악화로 이어지게 마련이다. 건강을 되찾기 위해서는 성장을 위한 변화가 필요하다. 먼저 변화의 필요성을 확실하게 인식하자. 건강을 회복하기 위해 변화가 필요하다는 자각과 질병을 극복하려는 절실한 의지가 생겨야 변화가 시작된다.

또한, 변화의 의지가 생겼다면 고통스러운 순간도 따를 것이라는 사실도 수용하자. 그러나 그 고통은 일시적이다. 질병 극복을 위한 선택은 자기 자신에게 달려있으며, 생각만으로 이루어지지 않는다. 생각을 바꾼다는 것은 대응과 행동을 바꾸겠다는 결정이다. 결국 구체적인 행동이 따라야 한다. 신속하게 건강 위기 극복을 위한 행동을 취하기 시작할 때 위기는 사라진다.

전략적으로 사고하라

건강의 위기를 맞이한 환자들은 질병과 싸우기 위해서는 합리적이고 전략적인 사고를 해야 한다. 하지만 이성적 선택보다는 상황에 이끌려 감정적 선택을 할 때가 많다.《스마트한 생각들》(롤프 도벨리)에서는 인생의 결정적 순간에 어리석은 선택을 하지 않도록 돕는 생각의 기술을 제시하고 있다. 이를 환자의 상황에 접목하여 살펴보도록 하자.

1) 매몰 비용 오류에서 벗어나기

이미 지불한 비용이 아까워서 다른 합리적인 선택에 제약을 받는 '매몰 비용의 오류'가 나타날 수 있다. 자신이 세운 건강 목표와 건강계획을 실천하다가 문제가 발생해도 그동안의 노력과 시간이 아까워 과감히 바꾸지 못하는 것이다. 이때 상황을 객관적으로 바라보는 전략적인 사고가 필요하다.

'과거의 생활방식이나 건강 습관을 바꾸지 않고 계속 그대로 산다면 어떻게 될 것인가?'

'지금까지의 노력을 잊고 처음 시작한다면 어떤 결정을 내릴 것인가?'

'만약 가족이나 친구가 비슷한 상황에 있다면 어떤 충고를 할

것인가?'

　나 자신에게 이렇게 물어보자. 과거의 생각과 행동으로부터 합리적인 행동이 침해받지 않도록 하는 것이 건강 위기를 벗어나게 하는 전략적 사고다.

2) 소유효과를 분명히 하라

일주일 금연한 사람, 1년 금연한 사람, 2년 금연한 사람, 10년 금연한 사람이 있다. 이들 중 다시 흡연할 가능성이 가장 적은 사람은 누구일까? 누구나 예상하듯 10년 동안 금연한 사람이다. 처음 금연을 시작할 때보다 오랜 시간 열심히 한 금연의 의미와 가치를 더 높이 평가하는 소유효과 때문이다.

　실제로 참여하기가 귀찮았던 건강 교육프로그램이나 건강계획의 효과를 체험하면 그동안의 노력과 행동에 가치와 의미를 부여하며 꾸준히 계속하게 된다. 그러므로 일단 시작하는 것이 중요하다. 이때 자신만의 소유라고 여길 수 있는 유형의 결과물인 '나만의 실행계획서', '나만의 건강일지' 등을 만들면 훨씬 적극적으로 참여할 수 있을 것이다.

"나를 죽이지 못하는 고통은
나를 더욱 강하게 만든다."
철학자 니체는 이렇게 말했다.
건강 위기 앞의 우리에게
절대적으로 필요한 것이
바로 이러한 긍정적 확신이다.

건강관리는
마음관리와
습관 만들기부터

당신이 이루고 싶은
꿈은 무엇인가

당신의 인생 목표는 무엇인가

"내가 전생에 나라를 팔아먹은 놈인가 봅니다. 평생 이렇게 배에 똥주머니를 달고 살아야 한다니 창피해서 밖에도 못 나갈 것 같아요. 차라리 죽는 게 낫지요. 누가 냄새 난다고 하면 어쩝니까? 잘못해서 터지기라도 하면 또 어떻게 합니까?"

환자 A씨는 하필이면 항문과 가까운 직장에 종양이 생긴 직장암 환자였다. 그는 환부를 제거할 때 재발을 막기 위해 항문부라고 불리는 항문 인근까지 절제하고 인공항문 형성술을 받았다. 이럴 경우, 평생 항문으로 배변하는 것이 불가능하다. 대신 복부에 작은 구멍을 내고 인공항문과 배변 파우치를 연결하여 변을 볼 수 있게 하는 것이다.

그런데 우리가 보편적으로 생각하는 배변과는 매우 다르다.

환자의 방광에 도뇨관을 연결하여 방광에 차오르는 소변이 저절로 소변백을 채우듯, 대장의 변이 의지와 상관없이 흘러나오기 때문이다. 이제 그는 앞으로 음식의 종류와 질, 양까지 고민하며 살아야 한다. 설사나 무른 변을 유도하는 음식, 가스를 발생시키는 음식, 악취가 심한 변을 만드는 음식 등은 그의 일상을 불편하게 만들 수 있다.

이처럼 배변 파우치가 신체에 부착되어 있다는 것은 인간으로서의 자존감이 무너지는 일이다. 외출을 꺼릴 만큼 일상생활의 불편을 불러오고, 창피함을 느끼는 환자들은 대중목욕탕이나 수영장에도 갈 수 없다. 심지어 성적^{性的} 자존감도 잃게 된다.

이를 받아들이기 어려웠던 A씨의 우울증은 점점 깊어졌다. 처지를 비관한 것도 모자라 가족들과 의료진들을 날 선 언행으로 괴롭히고 의료 처치와 식사마저 거부했다.

하지만 A씨와 비슷한 시기에 같은 수술을 받은 직장암 환자 B씨의 태도는 전혀 달랐다.

"오늘은 좀 어떠십니까? 불편하시죠?"

"불편한 거야 익숙해지면 좋아질 테니 걱정 없습니다. 집사람이 고생이지요. 저는 이렇게 누워만 있는데 이제 제 똥주머니까지 관리해주네요. 아무래도 제가 전생에 나라를 구한 놈인가 봅니다."

그는 그날의 컨디션을 물었을 때 이렇게 대답하며 환하게 웃었다. 그를 마주할 때마다 기분 좋은 행복감이 몰려와 덩달아 웃게 된다. 하지만 같은 수술을 받은 두 사람이 서로 자신의 처지를 다르게 표현했다는 것에 마음이 착잡해졌다. 한 사람은 자신이 전생에 나라를 팔아먹었다며 비관하는 반면에, 또 한 사람은 나라를 구했다고 감사하며 받아들이다니 놀라운 일이었다.

이처럼 사람들은 똑같은 상황에서도 저마다 다르게 반응한다. 바로 평소 습관이고 성격이다. 각각 부정적 시각과 긍정적 시각을 가진 두 사람 중 누가 앞으로 더 건강하고 행복하게 살아갈까? 눈으로 보지 않아도 그 결과는 명확하다.

"현재의 위기는 무엇이며 인생 목표는 무엇입니까?"

암 환자들이나 만성질환자들을 진료할 때 이렇게 물으면, 환자들은 잠시 머뭇거리다가 대부분 비슷한 대답을 한다.

"치료를 잘 끝내는 것입니다."

"건강을 회복하는 것입니다."

평소에 질병을 이겨내는 것 말고는 다른 생각을 해본 적이 없었을 것이므로 당연한 대답이다. 나는 질문을 고쳐 다시 묻곤 한다.

"앞으로 20년은 더 사실 텐데 그동안에 무엇을 하실 계획입니까?"

"정말 제가 그렇게 오래 살 수 있을까요?"

반신반의하며 이렇게 반문하면서도 환자들의 얼굴에는 미소가 번진다. 병이 완치되어 미래를 설계할 수 있으리라는 생각만으로도 행복을 느꼈나 보다. 환자가 미래를 긍정적으로 생각하고, 자신감을 가지길 바라는 나의 대답은 언제나 비슷하다.

"그럼요. 이제 암이 완치되었으니 지금부터 잘 관리하면 가능하십니다."

자신을 신뢰하며 긍정적이고 적극적인 환자들이 더 건강하게 암이든 만성질환이든 이겨낸다. 60세가 넘은 여성 암 환자 C는 사회복지사가 되어 어려운 사람들을 돕고 싶다는 새로운 꿈을 꾸었다. 나는 C에게 구체적인 실행 계획을 세우고 목표를 향한 도전을 멈추지 말라고 조언했다. C는 대학에 진학하여 공부를 마친 뒤 사회복지사 자격을 취득하며 자신의 꿈을 이루었다.

"2007년 4월 20일은 내가 다시 태어난 날입니다."

오래전 한 언론사와의 인터뷰에서 피아니스트 서혜경 씨가 남긴 말이다. 그는 2007년에 유방암 3기 진단을 받았다. 극복하지 못한다면 다시는 피아노를 칠 수 없을지도 모를 위기였다. 그가 말한 2007년 4월 20일은 암 수술을 받은 날이며, 이후로도 33번의 항암치료를 받아야만 했다.

그는 치료 후 불과 4개월 만에 다시 무대에 올랐다. 자신이 암을 이겨낼 수 있었던 것을 이 세상에 아름다운 음악을 더 들려주라는 신의 뜻으로 받아들였다고 한다. 그리고 2021년, 데뷔 50주년을 맞아 '라흐마니노프 스페셜 콘서트'를 성황리에 마쳤다. 수술 후 14년의 세월이 흘렀어도 변함없이 열정적이고 건강한 모습이었다. 남은 삶을 감사하는 마음으로 즐겁게 살고 싶다는 그의 마음이 혼신의 힘을 다해 연주하는 피아노 선율에 고스란히 담겨 있다.

사실, 그가 연주한 〈피아노 협주곡 제2번〉은 교향곡 1번의 실패로 슬럼프에 빠진 라흐마니노프를 도운 정신과 의사에게 헌정한 곡으로 알려져 있다. 그래서였을까? 이 명곡은 암울한 분위기로 시작되는 1악장과 정화된 아름다움을 서정적으로 연주하는 2악장을 넘어 힘차고 벅차오르는 환희의 3악장으로 마무리된다. 마치 질병으로 인한 고난과 죽음의 두려움을 극복하는 과정을 담아, 라흐마니노프 자신만이 아니라 환자들에게 희망의 메시지를 전하는 곡처럼 들린다.

건강 위기를 딛고 일어서는 환자들과 새로운 삶의 목표에 관해 이야기를 나누거나, 이미 그러한 삶을 사는 누군가의 모습을 보게 되면 내 인생의 목표가 무엇인지 스스로 질문을 하게 된다. 이 책을 쓰는 것도 내 인생의 목표를 이루어가는 과정이다. 내가 그들로부터 긍정의 에너지를 받은 것이 분명하다. 지금 건강 위기를 겪고 있는 많은 이들 또한 그러하기를 간절히 바라는 마음이다.

더 건강하게, 더 긍정적인 삶을 이루는 방법

1) 삶의 목적을 갖자

미국은 베이비 붐 세대의 고령화에 대비하여 성공적인 노화를 위한 정책을 개발하고자 최초의 노인 장기 관찰 코호트 연구인 '건강 및 퇴직 연구 Health and Retiremen Study, HRS'를 실시했다. 51세에서 61세 사이의 남녀 8,419명이 연구대상으로 등록되었으며, 분석이 가능한 최종 대상자는 6,985명이었다.

연구팀은 먼저 이들에게 삶의 목적에 관한 7개 항목을 설문 조사했다. 점수가 높을수록 삶의 목적이 더 크다는 뜻이다. 그 결과, 추적기간 동안 사망한 사람들의 평균 생존 기간은 2.6년이었으며, 점수가 가장 낮은 사람들의 사망 위험도가 가장 높은 점수를 받은 사람들보다 2.43배 높은 것으로 나타났다. 또한 이 코호트 자료를 이용해 심장마비 위험을 예측하는 연구 결과, 설문조사 2년 후 삶의 목적이 강한 사람들의 심장마비 발생 위험이 79% 감소하는 관련성을 보였다.

삶의 목적이 강한 사람들은 절망감을 이겨내어 활발하고 건강한 삶을 살게 되기 때문에 수면장애, 삶의 질, 우울증, 당뇨병, 뇌졸중 발생률 등이 낮아진다. 또한 사망률 증가와 관련 있는 신체의 염증 반응 수치도 낮다. 결국 삶의 목적은 우리 몸에서 염증 반응을 줄여 사망률을 낮추는 효과를 보이는 것으로도 설명할 수 있다.

2) 봉사하는 삶이 더 건강하고 오래 살게 한다

2020년, 미국에서 건강 및 퇴직에 관련한 또 다른 장기 코호트 연구 결과가 발표됐다.* 이 연구는 50세 이상 12,989명이 참가했으며, 4년 동안 추적 조사하여 이루어졌다.

그 결과, 1년에 100시간 이상(주당 약 2시간) 자원봉사를 한 사람의 사망률 및 신체 기능 제한의 위험이 감소했으며, 신체활동이 더 많고 심리적·사회적 결과가 좋았던 것으로 나타났다. 또한 참가자의 긍정적 정서, 낙관주의, 삶의 목적이 향상되었으며, 반대로 우울 증상이나 절망감, 외로움이 줄고 친구와의 접촉은 늘었다. 종합해보면, '연간 100시간 이상의 자원봉사'가 사망 위험 감소 및 신체 기능 제한, 신체활동 증가 및 여러 가지 유익한 심리적·사회적 결과와 관련이 있다는 의미다.

위 연구처럼 그동안 보고된 연구들에서도 자원봉사가 기능 저하 위험을 감소시키고 다양한 만성질환 위험 및 사망률을 줄이

● Volunteering and Subsequent Health and Well-Being in Older Adults: An Out-come-Wide Longitudinal Approach Am J Prev Med 2020;000(000):1-11.

는 것으로 밝혀졌다. 이 연구들은 삶의 만족도, 긍정적인 정서, 삶의 목적, 자기효능감 증진, 우울증 감소 등의 심리적 자산 및 사회적 자산의 증진이 자원봉사의 긍정적 효과를 설명하는 메커니즘으로 가정했다. 스트레스와 관련된 신경호르몬의 활성화를 줄이고 더 건강한 행동을 촉진하며, 염증 및 혈압 감소 등 신체적 건강 효과도 있다는 것이다.

굳이 연구 결과를 살피지 않아도 내가 알고 있는 환자들 중에서도 이런 긍정적 사례를 찾아볼 수 있다. 10년 전 유방암을 앓았던 J씨가 대표적인 사례다.

다행히 항암치료 후 5년 뒤 완치 판정을 받았던 그는 일상생활의 1/3은 악기 연주와 댄스동호회 활동 등 취미생활에 몰두했고, 2/3는 복지관과 양로원에서 주방일을 도우며 봉사활동으로 채웠다. 얼마 전부터는 병원에서 암 환자를 대상으로 건강 코칭도 시작했다. 그는 봉사활동으로 긍정적인 마음과 감사하는 마음이 커지는 변화를 가져와 자신의 전인적으로 건강해지는 결과를 낳았다며 기뻐하고 있다. 그는 암 환자들에게 꼭 해주고 싶은 말이라며 이렇게 당부했다.

"인간은 어차피 혼자입니다. 내가 혼자 일어설 수 있어야 주변에 도움을 받을 수 있습니다. 첫째, 마음을 아주 긍정적으로 밝게 가지세요. 둘째, 탄 것, 짠 것을 피해서 음식을 골고루 먹어야 합니다. 그 단계를 넘었다면, 셋째, 좀 더 강력한 운동을 권하고 싶습니다."

　증가하는 노인 인구는 방대한 기술과 경험을 보유하고 있기에, 자원봉사를 통해 사회적으로 큰 이익을 가져오는 고급 인력으로 활용할 수 있다. 예를 들어, 기업을 경영했던 사람은 그 경험을 토대로 창업을 준비하는 사람에게 조언하는 상담심리 기술을 발휘할 수 있다. J씨처럼 암 경험자들은 건강코칭 기술로 또 다른 환자들을 돕는 재능기부 봉사활동도 가능하다.

　봉사활동은 기대여명이 늘어나는 백세시대에 사회에도 기여하고 자신의 건강도 챙기는 삶의 지혜이며, 건강한 노화를 촉진하는 혁신적인 방법이다. 향후 더 많은 연구 결과가 나오는 것을 지켜보아야겠지만, 노년의 자원봉사가 건강을 향상해 사망률을 낮추고 사회적 자산도 늘리는 효과가 있다는 것은 분명한 사실이라 볼 수 있다.

3) 적절한 신체활동으로 노쇠를 예방하자

나이가 들면 대표적으로 겪는 것이 '근감소증'이다. 근육은 우리 몸의 체온을 유지하게 돕고, 신체에 충격이 가해질 때 완충 작용을 하며, 두 다리로 땅에 똑바로 설 수 있도록 돕는다. 걷거나 뛰는 등 신체의 운동 능력 또한 근육이 있어 가능하다. 그러나 나이가 들어 힘들다고 집에서만 지내면, 신체활동이 줄어들어 근육이 점점 위축될 수밖에 없다. 또한 신체활동이 줄어들면 노화에 의한 골 감소를 더 악화시켜 골다공증이 생길 수 있다. 노인에게서 가벼운 낙상 사고나 넘어지는 것만으로도 골절이 일어나는 이유다.

근육을 유지하거나 발달하게 하려면 신체활동을 늘리거나 스트레칭, 근력 강화 운동 등을 통해 부지런히 움직이는 것이 방법이다. 근력 운동인 웨이트트레이닝으로 몸을 단련한 보디빌딩 선수들의 몸을 떠올리면 이해하기가 쉽다. 이들의 울퉁불퉁한 근육이 평생 유지될 수 있을까? 그렇지 않다. 보디빌딩 대회를 앞두고 단련했던 근육들은 선수가 운동을 멈추는 순간부터 감소하기 시작하고, 어렵게 만든 식스팩의 윤곽마저 점차 흐릿해진다.

나이 들어도 근육이 감소하지 않도록 신체를 부지런히 움직이자. 가사를 돕거나 스트레칭과 산책 등 연령대에 맞는 적절한 신체활동을 한다면 근력과 유연성을 유지할 수 있으며, 기분이 좋아지는 것은 물론 면역기능도 향상된다. 골다공증 예방에도 도움이 된다.

이와 관련한 대표적인 국내의 연구로는 경희의료원 원장 원 교수 연구팀의 '한국노인노쇠코호트 연구Korean Frailty and Aging Cohort Study, KFACS'가 있다. 2016년부터 전국 10개 센터에서 70~84세의 3,014명의 노인을 모집해 2년마다 추적 관찰하는 중이다.

이 연구의 주요 결과에 따르면, 70대 중고령자에서는 높은 수준의 신체활동이 2년 뒤의 노쇠를 예방하지만, 80대 초고령자에서는 효과가 없었다. 또한, 노쇠한 상태에서 건강 상태로 회복하기 위해서는 중등도를 초과하는 높은 수준의 신체활동이 필요했다. 중등도 이상의 신체활동은 신체적 기능을 개선하고, 스트레스 극복 및 정서적 안정 등 정신적 건강에도 도움이 된다. 일반적으로 약간 힘들다고 느낄 정도로 또는 최대 심박수의 40~60% 정도의 유산소운동을 주 5회 이상, 한 번에 30분 이상 지속할 것을 권한다. 최대 심박수는 220에서 자신의 나이를 뺀 값이다.

운동 부족 외에도 근육 감소를 겪을 수 있는 또 다른 이유가 호르몬의 감소와 영양상태의 불균형이다. 노화 현상으로 체내에서 분비되는 호르몬이 감소하는 것은 어쩔 수 없다. 그러나 영양상태가 불균형한 것은 충분히 바로잡을 수 있다. 이를 개선하기 위해 하루 1.5g/kg의 단백질 공급이 필요한데, 체중이 60kg이면 하루 90g의 단백질을 섭취해야 한다.

우리 연구팀이 시행한 2021년 대국민조사 결과에 따르면, 60세 이상에서 젊은 사람들보다 규칙적으로 운동하는 비율이 1.5배 정도 높았다. 실제로 집 근처 공원이나 강변에 나가보면 젊은이보다 나이 드신 분이 더 많은 것을 볼 수 있다.

운동은 단순히 신체적 건강만이 아니라 정신적 건강, 사회적 건강도 향상시킨다. 건강기능식품을 먹는 것보다 꾸준하고 규칙적인 운동이 건강에 더욱 효과가 뛰어나다. 건강한 노후의 삶을 살 수 있도록 늦기 전에 적절한 신체활동을 유지하자.

건강관리는 마음관리와 습관 만들기부터

건강의 근본적인 문제에
집중하라

중요성과 긴급성으로 만성적 문제와 급성적 문제를 구분하라

건강 문제는 급성과 만성으로 구분할 수 있다. 급성 문제는 서둘러 해결해야 하는 감염, 출혈, 폐쇄, 패혈증, 호흡곤란, 극심한 통증 등이며 혈압, 체온, 호흡, 맥박 등 4가지의 활력 징후vital sign에 이상이 생긴 경우다. 만성 문제는 장기간의 잘못된 습관이나 질병으로 인해 지속적으로 축적되어 한 번에 고치기 어려운 질병들이다. 비만, 흡연, 고혈압, 고지혈증, 당뇨 등이 해당하며, 누적되면 심장에 혈액을 공급하는 관상동맥coronary artery에 협착증이 발생한다. 또한 평소와 달리 심장에 부담이 되는 일을 하게 되면 허혈성 심질환인 협심증angina pectoris이 발생해 극심한 흉부 통증을 호소하게 된다.

　　가장 위험한 상황은 만성 문제와 급성 문제가 겹칠 경우다. 최근 유행한 코로나19는 경계선에서 간신히 버티고 있던 기존의 만성질환 환자들을 갑작스럽게 심각한 상황에 빠트려 사망에 이르게 했다. 이 때문에 정부는 심혈관질환이 있는 환자에게 사회적 거리두기를 강화하고 적극적으로 백신을 맞도록 권했다.

또한 코로나19가 아니어도 심혈관질환이 심경색으로 진행되면 혈압이 떨어지고 사망할 수도 있으며, 고령의 노인은 흉부 통증 외에 호흡곤란 증상을 호소할 수도 있다. 관상동맥 성형술로 좁아진 혈관을 넓혀 치료할 수는 있지만, 금연, 체중감량, 규칙적인 운동 등 올바른 건강 습관 만들기와 약물 치료가 없다면 건강해질 수 없다. 즉, 만성 문제를 해결해야만 급성 문제를 예방할 수 있는 것이다.

이를 위해서는 근본적인 접근이 필요하다. 전인적 건강(질병과 허약함이 없는 것이 아니라 신체적·정신적·사회적으로 완전한 안녕 상태) 패러다임으로 접근할 때 문제를 진단할 수 있고 예측할 수 있다. 즉 건강은 신체적인 건강만이 아니라 정신·사회·영적인 측면을 포함하므로 만성적인 건강 문제를 파악할 때도 포괄적인 접근을 해야 한다. 다음의 사례를 예로 들어 살펴보자.

사례 1

이혼 절차를 밟고 있는 고혈압과 고지혈증을 앓고 있는 A씨는 집에서 제대로 된 식사가 어려워 외식이 잦았다. 잠들지 못하는 밤에는 야식과 술에 의존했고, 흡연량도 늘었다. 반드시 규칙적으로 먹어야 하는 약도 거르는 일이 많다. 현재 급속한 체중 증가로 정상 체중보다 9kg 초과하였으며, 복부 비만이 심각한 상태다.

사례 2

당뇨 환자 B씨는 직장에서 업무로 인한 스트레스가 심했고, 우울증에 대인기피증까지 겪고 있다. 퇴근 후 곧장 집에 돌아오기 일쑤인 그는 요즘 유행하는 '먹방 동영상'을 보며 야식을 즐긴다. 취침 시간은 새벽 2~3시일 경우가 많았고, 휴일에도 집에서 밀린 잠을 자거나 혼자 보내는 날이 대부분이다.

위의 두 사례를 보았을 때 만성질환의 관리가 이루어지지 않는 것을 누구나 알 수 있다. 사례 1의 A씨는 관상동맥질환의 문제를 해결하지 못하고 자칫 위급한 상황이 발생할 가능성이 높다. 또한 사례 2의 B씨는 늦은 밤의 야식 섭취와 불규칙한 생활, 운동 부족으로 인해 혈당 관리가 어렵다. 그렇다면 이들의 만성질환은 어떻게 해결해야 할까? 병원에서 처방받은 약을 제시간에 복용하고 규칙적인 운동을 하는 것만으로 효과를 얻을 수 있을까?

급성 문제를 유발하는 만성질환을 가진 환자의 경우에는 반드시 전인적인 접근이 필요하다. 메타 건강 개념을 강조하는 이유다. A씨는 가정 내 불화가 해결되지 않는다면 건강 위기의 근본적인 문제를 해결했다고 볼 수 없다. B씨도 우울증과 대인기피증을 해결하지 않는다면 나아진 상황을 기대하기란 어렵다.

이처럼 만성질환자의 급성질환 발병을 신체적인 문제로만 인식하는 것은 큰 잘못이다. 환자의 생활 습관 및 태도, 직장과 가정환경을 면밀히 살펴보면 분명 건강 위기라는 치명적 결과를 가져올 수밖에 없었던 만성적인 문제점들이 발견된다. 주도적인 태도를 지니고 긍정적으로 생각하고, 일과 삶의 균형을 찾고, 사랑하는 사람들과 함께하며 다른 사람을 돕는 일과 같은 전인적인 접근이 반드시 필요하다.

다양한 문제점 중에서 금연은 바로 시작하는 것이 좋다. 니코틴 중독 정도에 따라서 니코틴 패치나 껌을 함께 사용해야 도움이 될 수 있고, 효과적인 금연법을 배워야 성공률이 높다.

운동도 마찬가지다. 준비되지 않은 상태에서 무리하게 시작하면 실패할 가능성이 높다. 산에 오르기 전 충분한 준비 운동이 필요하며, 지상에서 가벼운 걷기 운동을 시작하여 2주 간격으로 횟수와 시간을 늘리고, 서서히 강도를 높여 가는 것이 현명하다. 무엇보다도 중요한 것은 규칙적인 운동시간을 주간 일정 중에서 우선순위로 만드는 것이다. 만약 긴급한 일이 생기면 운동을 생략하는 것이 아니라 다른 시간으로 일정을 조정한다.

건강관리는 마음관리와 습관 만들기부터

건강 위기를 겪고도 다시 과거로 회귀하는 환자가 많다. 만성적인 문제를 일으키는 체질과 생활환경을 근본적으로 개선하지 않는다면, 또다시 위기가 찾아오고 회복이 어려울 수 있다. 미리 대응할 수 있다면 좋았겠지만, 피할 수 없는 위기가 왔다면 이를 극복하여 과거보다 더 건강해지고 재발을 막는 것이 최선이다.

효과적인 건강관리와 습관이 만들어지려면 강한 의지와 건강 기술이 필요하다. 이는 건강경영전략에 대한 교육과 훈련을 통해 해결할 수 있다. 건강의 원칙을 알고, 가치를 소중히 하며, 목표를 바로 세워 온갖 건강 문제들의 온상에서 벗어날 기회로 삼자. 기업의 운영을 위한 경영전략처럼, 만성적인 건강 위기를 극복하기 위해서는 이 세 가지가 건강경영전략에 잘 반영되어 일관성을 유지해야 한다.

신체적 건강관리만으로는 질병을 극복할 수 없다

당뇨병을 앓고 있는 50대 남성 K씨는 매일 식전에 혈당강하제를 복용하고 있다. 단순히 약만 복용하는 것이 아니라, 지방과 탄수화물 섭취를 줄이고 신선한 채소를 섭취하며 운동시간도 늘리는 등 건강 습관도 개선하는 중이다. 그러나 지금의 노력은 신체적 건강을 개선하기 위한 습관에만 집중되어 있고, 정작 중요한 다른 면을 간과하고 있다. 그의 정서적 건강과 사회적 건강은 어떨까?

어릴 때부터 좋아했던 고기와 쌀밥을 먹지 못하는 그는 음식 때문에 스트레스를 받아 늘 우울하다. 혈당을 조절하기 위해 음식을 가려 먹느라 회식 자리에도 가지 못한다. 사람들과 어울리는 것에 소홀해지며 인간관계가 단절되고 있었다. K씨는 요즘 마음이 복잡하다고 했다. 이렇게 건강을 챙겨서 무엇하냐는 그는 삶에 회의마저 느끼고 있었다. 그의 건강 관리법은 과연 올바른 것일까? 또 지속적인 건강관리에 성공할 수 있을까?

당뇨병 환자에게 혈당을 조절하는 것은 신체적 건강으로 전인적 건강의 일부에 불과하다. 혈당이 조절된다 해도 정서적, 사회적으로 건강하지 못하다면 진정한 건강이라 할 수 없다.

무엇보다도 건강을 회복하는 사람에게는 그 이유와 건강을 회복한 후 이루고자 하는 목표가 있어야만 한다. 건강 위기를 극복한 후 이루고자 하는 꿈, 회복 과정에서 겪는 고통을 견디어 내고 다시 건강하게 살아야 할 목적이 있어야 더 큰 힘과 용기를 낼 수 있다. 바로 이것이 매슬로가 말한 인간의 욕구 중 가장 중요한 '자아실현'이라는 목적이 있는 삶이다. 또한 '사람들과 세상에 대한 기여'라는 의미 있는 삶을 살며 건강의 길로 내 삶을 이끌어 가는 것, 영적인 건강이다. 이렇게 신체·정신·사회·영성이라는 전인적

그림 3-1 전인적 건강, 소득, 직업 유무에 따른 우울 위험과 자살 충동

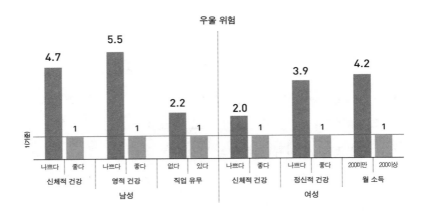

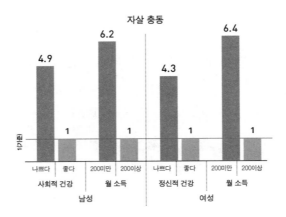

출처: 후카이 미나, 윤영호 등. Depression and suicidal ideation: association of physical, mental, social, and spiritual health status. Quality of Life Research 2020: 2807-2814. https://doi.org/10.1007/s11136-020-02538-x

건강이 균형 있게 향상되어야 질병 상태도 호전될 수 있다.

통계청의 '2020년 사망원인 통계'에 따르면, 대한민국의 연령표준화자살률은 23.5명으로 OECD 회원국 중 1위였다. 또한 국내 10~30대 사망원인 1위가 자살인 것으로 밝혀졌다. 우리 연구팀은 전국 성인 1,200명을 대상으로 전인적 건강과 소득, 직업 유무가 우울증·자살 충동에 미치는 영향을 조사했다. 연구에 따르면, 전인적 건강(신체적·사회적·정신적·영적 건강), 소득, 직업 유무는 남녀의 우울증과 자살 충동에 영향을 미치는 것으로 나타났다.

그림 3-1의 그래프에서 볼 수 있듯, 남녀 모두 직업이 없는 쪽이 우울증을 앓을 확률이 높았으며, 소득이 낮을수록 자살 충동을 느낄 확률도 높았다. 이번 연구는 우울증과 자살 위험이 단순히 정신적 요인에서 비롯된 것이 아니며, 치료나 예방을 위해 신체적, 사회적 건강을 포함한 전인적인 접근이 필요함을 시사한다. 또한 개인의 경제활동이나 소득 수준에 따라 건강 불평등이 심각하다는 사실도 확인했다.

인간은 자신의 가치와 양심에 따라 의미 있는 삶을 살고자 하는 욕구가 강하다. 비록 신체적인 쇠락은 피할 수 없을지라도 자아의식을 키우며 창조적인 활동을 통한 지적 성장을 할 수 있다. 또한 함께 살아가는 사람들과 공감하고 사랑을 나누는 정서적인 안정과 성숙도 가능하다.

온갖 건강식품과 웰빙 제품을 구매하고 미용 수술을 받은들 신체적으로 노화되고 병들어 가는 자연의 법칙을 역행할 수는 없다. 또한 생리적인 욕구가 채워지고 외모가 만족스러워져도 진정한 행복이 달성되는 것은 아니다. 인간은 물질적인 소유만이 아니라 지적 능력과 따뜻한 마음, 그리고 영적인 공감共感을 꿈꾸는 존재이기 때문이다.

그동안 신체적 건강에만 머물렀던 관심이 점차 사회적·정신적 건강으로 옮겨 가고, 최근 들어서는 영적 건강도 주목받는 추세다. 아울러 전인적 건강에 대한 과학적 근거도 명확해지고 의학적 타당성도 검증되고 있다. 그러나 전문가를 비롯한 일반인 등 많은 이가 한 번도 경험해보지 못했거나, 과학적으로 증명된 것을 본 적이 없어 그 가치를 모르는 경우가 많다. 우리의 삶을 쇄신하여 전인적 건강을 이루어 낼 때, 비로소 물질적인 풍요를 넘어 영적 충만감을 체험하며 자부심으로 살아갈 수 있다. 그때는 우리 사회에 만연한 우울증과 자살도 비로소 줄어들 것이라 믿는다.

내 몸을 다스리는
포지티브 헬스

긍정의 힘과 낙관주의가 완성하는 신체 건강

괜찮아 잘 될 거야 너에겐 눈부신 미래가 있어♪♬
괜찮아 잘 될 거야 우린 널 믿어 의심치 않아♪♩

한때 마법의 주문처럼 사람들의 입에 오르내리던 노래다. 불안한 미래를 염려하며 걱정하는 사람들에게 보내는 따뜻한 위로와 긍정의 메시지가 담겨 있다. 그래서인지 노래를 듣고 있으면 괜스레 즐거운 기분이 들고 마음이 따뜻해진다. 몇 번 들으면 나도 모르게 중얼거리게 되는 묘한 중독성도 있다. 물론 아주 유쾌한 중독성이다.

그런데 이런 긍정의 메시지나 낙관주의가 가진 힘은 의학적으로 증명된 사실이다. 이미 경험적 연구를 통해 낙관적인 경향을 가진 개인들이 직장과 학교, 스포츠, 정치에서 성공할 가능성이 그렇지 않은 사람들보다 더 높다고 밝혀졌다.

우선, 포지티브 헬스Positive Health 라는 개념에 주목하자. 포지티브 헬스는 우리의 건강 자산을 운영하여 부정적인 건강상태로부터 질병이 없는 상태를 넘어 세계보건기구가 정의한 전인적 건강을 위해 노력하는 역동적인 건강개념이다. 더 강한 최적의 건강을 이루어 내는 건강자산에는 혈압과 혈당 등 생물학적 요인, 낙관주의와 같은 정신적 요인, 안정적인 가정생활과 같은 사회적 요인, 삶의 목적과 의미 등 영적(실존적) 요인들이 포함된다.

2019년 뉴욕 루크병원 알란 로쟌스키Alan Rozanski와 동료 연구자들은 심혈관질환의 체계적 문헌고찰 및 메타분석을 진행하였는데[*], 낙관주의의 경우 심혈관질환의 위험이 35% 감소하는 것으로 나타났다. 또한 모든 원인으로 인한 사망 위험이 14%나 낮았으며, 우울증 등 잠재적 혼란 요인들을 보정한 후에도 유사한 결과를 보였다. 또한 노인의 인지 기능 장애, 호흡기 질환, 감염 및 다양한 암과의 연관성이 있었으며, 신체활동, 식이요법, 흡연 등 심장과 관련된 3가지 건강 행동과 연관성이 높은 것으로도 알려졌다. 이를

[*] 다양한 인구집단을 대상으로 15개의 연구에 총 229,391명이 참여. 추적 기간은 최소 2년부터 최대 40년으로 평균 추적 기간은 13.8년이었음. '낙관주의와 임상 결과 사이의 연관성'을 평가한 최초의 메타분석.(Association of Optimism With Cardiovascular Events and All-Cause Mortality: A Systematic Review and Meta-analysis. Alan Rozanski, MD; Chirag Bavishi, MD, MPH; Laura D. Kubzansky, PhD; Randy Cohen, MD)

좀 더 살핀다면 심장질환 등 모든 사망원인을 낮추는 메커니즘을 설명할 수 있다.

더욱 흥미로운 것은 긍정의 힘이 우리가 상상하지 못할 놀라운 건강 효과를 불러온다는 사실이다. 2004년부터 영국 노화 연구의 대규모 대표 인구 표본의 데이터를 분석한 리폰 Risson과 스텝토우 Steptoe의 2015년 발표를 보면, 나이보다 젊다고 느낀 참가자의 사망률이 14.3%로 실제보다 더 나이 들었다고 느끼는 사람의 24.6%보다 훨씬 낮았다.

비슷한 시기에 긍정성에 대해 장기추적 조사한 3건의 연구가 더 있다. 2011년 미국 하버드 보건대학원 보엠 Boehm의 연구팀은 가정 관계와 직장 등 생활에 대한 만족도가 협심증, 심경색, 심장사 등 심장질환으로 인한 사망의 연관성이 분명함을 밝혀냈다. 2011년 같은 미국 하버드 보건대학원 이케다 Ikeda의 연구팀이 1999년부터 2008년까지 진행된 노화 연구에서는 삶을 낙관적으로 살아가는 참여자들의 신체에서 염증 반응이 더 낮았다. 미국에서 1992년부터 시작된 50세 이상의 퇴직자 연구에서는 낙관주의가 높을수록 뇌졸중 위험이 낮았다.

이제부터라도 "난 너무 늙었어.", "난 나이보다 10년은 더 늙은 것 같아."라는 말로 좌절하지 말고 크게 긍정의 마음으로 여유를 갖자. 백 가지 처방에 만 가지 약을 먹어도 긍정의 마음을 가진 사람이 더 건강하다는 과학적 증거가 넘치고 있으니 말이다. 오히려 '나는 10년은 젊다'라고 생각하며 행동하는 사람은 정말 젊어지고 더 건강하게 오래 살 수 있다. 한때 현재 나이에 0.8을 곱한 나이가 실제 나이라는 현대나이계산법이 유행했다. 과학적으로 증명된 것은 아니지만 자신을 젊게 보는 데는 효과가 있을 것이다. 물론 긍정적이고, 주도적이며, 높은 목표를 위해 건강하고자 하는 의지를 가져야만 가능한 일이다.

긍정의 힘, A to Z

1) 긍정적인 생각의 힘 - 확신을 가져라

"나를 죽이지 못하는 고통은 나를 더욱 강하게 만든다.Was mich nicht umbringt, macht mich stärker."

철학자 니체는 이렇게 말했다. 건강 위기 앞의 우리에게 절대적으로 필요한 것이 바로 이러한 긍정적 확신이다. 물론 질병에 대한 불안, 두려움, 부인, 분노 등의 초기 반응은 지극히 정상이다. 그러나 긍정적인 생각과 확신은 질병 발생을 낮추고 수명을 늘리는 효과가 있으며, 질병에 걸리더라도 건강을 좋게 한다는 연구 결과들이 많다. 대표적으로 하버드의대 정신과 교수인 조지 베

일런트 George Eman Vaillan의 연구가 있는데, 그의 책《행복의 완성 Spiritual evolution》에 따르면 긍정적 감정이 기초대사, 혈압, 심박수, 호흡수, 근긴장도를 낮춘다고 한다.

우리 연구팀도 2001년부터 2006년까지 국립암센터와 삼성 서울병원에서 수술 후 완치를 판정받은 폐암 환자 809명을 5년간 추적 관찰했다. 그 결과, 신체기능이 떨어진 환자가 2.4배, 호흡곤란이 있는 환자가 1.6배, 불안해하는 환자가 2.1배의 높은 사망 위험을 보였다. 질환으로 인한 정신적 충격을 이겨내는 긍정적 성장, 즉 내적 역량이 저하된 환자도 사망 위험이 2.4배 높았다.

이처럼 자신감, 희망, 신뢰감 등과 같은 긍정적 정서는 건강과 전혀 무관하지 않다. 특히 환자가 건강 위기에 놓였을 때, 이를 이겨내고 건강을 회복하며 성장하는 데 더욱 큰 힘을 발휘했다. 이제 긍정적 결과에 대한 확신을 갖자. 건강 위기가 우리를 죽음으로 몰아가지 못할 것이며, 오히려 우리를 더욱 강하게 만들 것을 굳게 믿자.

2) 긍정적인 습관의 힘-스스로 칭찬하라

가족이나 친구 등 주변 사람들이 환자의 잘못한 일이 아닌 잘한 일에 관심을 주었을 때 올바른 행동을 더 많이 하는 것을 지켜보아왔다. '칭찬은 고래도 춤추게 하는 힘'이라고 하지 않던가. 즉각적

건강관리는 마음관리와 습관 만들기부터

이고 명확한 칭찬은 긍정적인 감정을 공유한다. 환자를 향한 배려로 이루어지는 칭찬과 피드백에 긍정적 프레임을 적용한다면 환자뿐만 아니라 모두가 놀랄 만한 전환점을 만들 수 있다.

더욱 큰 건강 증대 효과를 가져오는 것은 환자 스스로 전하는 칭찬이다. 건강 위기를 이겨내기 위해 노력하는 자신을 칭찬하자. 가장 쉬운 방법은 자신을 포옹하는 것이다. 오른손을 왼쪽 어깨에, 왼손을 오른쪽 어깨에 올리고 따뜻한 마음으로 감싸 안자. 잘한 일을 자각하며 격려하고 칭찬한다면 자신과 주변 사람들의 긍정적 힘을 높이고, 신체적인 건강뿐만 아니라 정신적·영적 건강 향상에도 영향을 준다. 또한 긍정적인 생각은 습관으로 이어질 때 더욱 효과를 발휘한다.

3) 긍정적인 태도의 힘−일관성을 유지하라

자신의 건강경영이 일회성의 임시방편이 아니라 습관과 성격으로까지 굳어지도록 일관성을 유지하자. 일관성은 우리의 성격과 주도적인 건강 리더십을 나타내는 지표이다. 건강경영전략을 수행할 때 일관성이 사라지면 건강경영의 균형이 무너지고, 건강 위기를 극복하지 못하거나 제2의 건강 위기를 맞닥뜨릴 수도 있다. 일관성을 갖도록 하기 위해서는 반복적인 건강 행동의 실천과 훈련만큼 좋은 것이 없다. 잦은 목표 수정이나 계획 변화는 지양하고,

작은 것 하나라도 꾸준히 반복해서 실천하자.

4) 긍정적인 성장의 힘-건강 리더십 역량을 키워라

건강경영전략의 핵심 중 하나가 자기주도성이다. 보호자, 코치, 의료진, 친구 등은 환자가 주체적으로 문제를 해결할 수 있도록 지지하고 도와주는 주변인에 불과하며, 질병을 이겨내고 건강을 회복하는 일은 그 누구도 대신해줄 수 없다. 결국 변화의 주체는 우리 자신이다. 스스로 리더가 되어 자신의 건강을 지켜야 한다.

이를 위해, 자신의 건강 리더십 역량을 가장 먼저 체크해야 한다. 사실 리더십은 건강경영전략 모든 단계에서 중요하게 다루어져야 할 부분이다. 자기 주도적 건강경영과 성공적인 치료로 위기를 극복하는 긍정적 성장 후 타인에게 모범사례로 기여하기까지 리더십 역량을 기반으로 하기 때문이다.

첫째, 질병을 이겨내고 건강을 회복하는 과정에서 환자는 주도성을 키우기 위해 언어습관을 바꾸어야 한다. "의사 선생님이 운동하고 채소를 먹으라고 해서 그렇게 하고 있어요."라고 말하는 것보다 "의사 선생님의 말씀도 있었지만, 내 인생을 건강하게 살아가기 위해 건강 습관을 실천하기로 결정했어요."라고 하는 것이 주도적이다. 말이 씨가 된다는 속담도 있지 않은가. 주도적인 언어 습관으로 자신은 이미 건강 위기를 극복할 운명이라는 패러다임이 강화된다.

둘째, 긍정적 성격을 넘어 리더에게 필요한 성품을 갖추는 것이 중요하다. 건강해야 하는 이유를 삶의 공익적인 목적과 의미에서 찾는 성품을 갖추자. 나의 건강은 나만의 것이 아니라 세상을 위한 의미와 가치를 가진 건강이라 생각하며 건강 행동을 시작하자. 나의 건강 위기를 넘어서는 것은 세상을 위해 기여할 수 있는 새로운 기회의 문이 열린 것과 같다. 설사 불행한 상황이 생기더라도 건강 위기를 극복하는 과정에서 보여준 나의 바람직한 모습들이 가족, 친구, 동료, 의료진들의 삶에 배어들어 그들을 건강하게 할 것이다.

셋째, 다른 사람과 비교하려 하지 말자. 타인과의 비교는 위기 극복 상황을 잘 인식하게 하는 효과가 있는 반면, 마음을 불안하게 만들고 초조하게 한다. 건강계획을 실행하기에는 각자 처한 상황이 다르므로 비교 대상은 오직 자기 자신이어야 한다. 다른 사람을 대할 때에도 그들의 역량과 노력을 인정하고 어려움을 공감해주는 데만 초점을 맞추자.

건강회복과정의 To Do 리스트

1) 우선순위에 따라 자원을 배분하고 위임하라

사례 1   직장인 K씨에게 고민이 생겼다. 친구들이 오랜만에 만나자고 약속을 정하는데, 하필이면 한 달 전에 예약한 건강검진 전날이었다. 저녁 7시 이후, 반드시 금식하라고 했던 의사 선생님의 당부가 떠올랐다. 모임에 나간다면 지킬 수 없을 것이다. 하지만 불참하거나 미루는 것은 내키지 않았다. 자신이 친구들에게 피해를 주는 것만 같았고, 친구들도 보고 싶었다.

사례2   주부 Y씨는 코로나 팬데믹으로 다니던 요가 센터에 갈 수 없어 집에서 운동하고 있다. 그러나 매일 정해진 시간에 1시간씩 하려던 계획이 생각처럼 잘 지켜지지 않았다. 요가를 할 때 TV를 켜는 습관 때문인데, 재미있는 드라마나 영화에 빠져 매번 흐지부지되었기 때문이다.

사례3   J는 퇴근을 하고 운동을 하러 피트니스 센터에 갔는데, 직장에서 갑자기 연락이 왔다. 팀 회의가 열린다는 것이다. 내용을 들어 보니 중요해 보이지 않았다. 고민하다가 중요한 일정이 있어서 참석할 수 없으니 회의 결과를 나중에 알려 달라고 했다.

친구와의 모임과 건강검진 중에 무엇이 더 중요할까? 당연히 건강검진이라고 대답하겠지만, 생각보다 K씨처럼 고민에 빠지는 사람들이 많다. 주부 Y씨의 사정도 많은 이들이 공감할 것이다. J와 같은 경험을 한 사람도 다수일 것이다.

실행목표와 실행계획의 실천에 집중하려면 시간과 에너지를 우선순위에 따라 배분해야 한다. 지금 당장 해야 할 일이 아니면 뒤로 미루고, 자신이 꼭 하지 않아도 되는 일은 위임하여 시간을 효율적으로 활용해야 한다. 도움을 요청할 때는 상대의 이해와 배려를 구할 수 있도록 직접적이고 구체적으로 도움을 요청해야 한다.

친구들과의 약속은 언제라도 다시 잡을 수 있고, 보고 싶은 드라마는 언제라도 재방송이나 방송사나 OTT서비스의 다시보기를 이용할 수 있는 시대다. 건강을 위한 실천계획보다 약속이나 드라마 보기가 더 중요하지는 않다. 또한 갑자기 생긴 사소한 회의 때문에 정해진 운동시간을 포기하는 일이 없어야 한다. 회의는 연기하고 업무는 위임할 수 있지만, 자신의 건강은 대신 챙겨줄 방법이 없다. 물론 중요한 일이라면 운동을 미룰 수는 있다. 그럴 때는 운동을 미루더라도 일정을 고려해 꼭 언제 할지를 미리 정하고 보충해야 한다.

질병 극복과 건강회복 과정에서 모든 것을 잘하려고 욕심을 내는 것은 오히려 역효과를 낼 수 있다. 중요하지 않거나 다음에 할 수 있는 것을 과감히 포기하라. 건강 위기를 극복하기 위해서는 선택과 집중이 필요하다.

2) 주변을 돌아보라

지나친 음주와 흡연 등 바람직하지 않은 생활습관을 오랜 기간 계속해오던 K씨는 건강검진에서 당뇨 진단을 받았다. 당화혈색소 수치가 상당히 높아 당장이라도 약물치료와 건강 습관 개선을 동시에 해야 할 정도였다. 한눈에 보기에도 과체중이었던 그는 특히 복부 비만이 심한 체형이었다.

나는 그에게 술과 담배를 끊고 하루 30분 이상 걷기나 등산 등의 운동과 빵이나 흰 쌀밥, 단맛이 나는 과일 등을 제한하고 현미밥과 잡곡밥, 채소 등의 식단을 제안했다. 그러나 K씨는 술과 담배는 당장 끊을 수 있지만, 식사 습관을 바로 바꾸기는 어려우니 약물 치료를 먼저 시작하고 한 달이 지난 후 식이 조절과 운동을 하겠다고 했다.

그렇게 스스로 계획한 집중 관리에 들어갔던 K씨의 몸무게는 9개월 후 7kg나 줄었고, 우려했던 혈당 수치도 거의 정상으로 돌아왔다. 개선된 건강 습관만 오래 유지한다면 당뇨 합병증을 우려하지 않아도 될 만큼 건강한 상태였다.

그러나 1년여 시간이 흐른 어느 날, 그의 혈당이 다시 정상 범위를 넘어 높은 수치로 치솟았다. 나는 혹시 가정이나 직장에 변화가 있거나 문제가 있는지 물었다. 생활의 큰 변화는 질병 관리에도 큰 영향이 미치기 때문이다.

"그동안은 아내가 식단을 챙겨 주었지만, 지금은 제가 챙겨야 합니다. 배달 음식이나 외식하던 습관을 바꿔서 이제 혼자서라도 잡곡밥과 채소 위주의 식단으로 먹을까 합니다. 집 근처에 운동할 만한 곳도 찾아보겠습니다. 이제 지방 생활이 익숙해졌으니 건강도 되찾아야지요."

K씨의 대답을 듣고서야 그가 지방으로 직장을 옮기게 되어 홀로 생활하게 되었고, 그동안 잘 유지해오던 운동과 식단 조절이 안 되는 등 생활 리듬이 흔들리게 된 것을 알았다. 우리는 새로 시작하는 기분으로 다시 구체적인 목표와 시간 계획을 세운 후, 다음 진료와 검사 일정을 잡았다.

사람들은 종종 질병 앞에서 주변 사람들의 소중한 도움을 당연시하거나 몰라보는 경향이 있다. K씨도 마찬가지였다. 막상 가족과 떨어져 살아 보니 아내의 정성 어린 식단 관리가 얼마나 소중했는지 깨닫게 되었다. 다시 건강 위기를 맞이한 K씨는 자신의 질병에만 집착했던 무심한 마음을 열고, 아내의 수고와 배려에 감사를 표시하는 기회를 얻게 되었다.

K씨처럼 지금이라도 주변을 살피게 되면 내 옆에 있는 사람들은 누구인지, 내가 진정 놓치고 있는 것이 무엇인지, 그리고 그 사람들이 얼마나 소중한지를 알게 될 것이다.

세계 최고의 리더십 전문가인 존 맥스웰은 《사람은 무엇으로 성장하는가》에서 주변 사람과 건강한 관계를 형성하기 위해 지켜야 할 방법을 제시했다. 존중해야 존중받는다는 '황금 규칙'을 먼저 실천하고, 예의 바르게 행동하며, 약속을 지키면서, 항상 겸손하라는 내용이었다. 이것은 어느 관계에서나 가장 기본이고 핵심이다. 가족, 친구, 의료진 등과의 관계에서 항상 상기하며 실천하도록 노력하자.

또 하나 중요한 것은 '멘토'와의 관계다. 멘토의 도움은 건강 위기를 성공적으로 극복할 수 있게 한다. 우리가 목표에 이르도록 하는 최적의 경로를 찾거나, 여러 가지 경로 중 하나를 선택하는 데 실질적인 도움을 주고, 건강계획을 실행하면서 장애요인이 발생했을 때 조언해줄 수 있다.

멘토는 오랜 친구나 선배가 될 수도 있고, 보호자 혹은 건강 코치나 의료진이 될 수도 있다. 건강 위기를 극복한 후, 우리 자신도 다른 환자의 멘토가 되어줌으로써 그들과 함께 긍정적인 성장을 이루며 기여의 삶을 영위할 수도 있다.

3) 신뢰를 기반으로 '승–승win-win'의 인간관계를 만들어라

"제가 암 진단을 받은 3월 당시 첫째 아들은 대학 2학년, 둘째 딸은 1학년 새내기였습니다. 아들과 딸에게 중요한 시기라고 생각되었기에 제가 암에 걸렸다고 말을 할 수 없었어요. 하지만 가족의 도움이 꼭 필요했고, 함께 이겨내는 것이 중요하다고 믿고 솔직하게 모두 이야기했습니다."

유방암을 진단받은 주부 B씨는 자녀가 받을 충격이 염려되어 본인의 상태에 대해 알리지 않으려고 했다. 그러나 용기를 낸 B씨가 모든 사실을 털어놓자, 아직 어린 줄로만 알았던 두 자녀가 침착하고 의연한 모습으로 격려와 위로를 보내주었다.

취미가 골프였던 남편도 달라졌다. 주말마다 친구들과 골프를 치러 다니는 대신, 아내인 B씨에게 골프용품을 선물하며 함께 운동하기로 한 것이다. 자신이 친구들과 골프를 치며 어울리는 동안, 집에 홀로 남아 소외감을 느끼고 우울해할 아내를 위한 배려였다.

"유방암 수술로 임파선을 절단해서 레슨을 받기 어려웠지만 그래도 남편 흉내라도 내보려는 심정으로 3년 동안 함께 운동했어요. 지금 돌아보면, 제가 먼저 가족들에게 요청해서 도움을 받을 수 있었기에, 암을 극복하는 데 큰 힘을 얻을 수 있었습니다. 가족들도 저를 도우면서 보람을 느꼈던 것 같아요. 만약 끝까지 암이라는 사실을 감추고 도움을 요청하지 않았다면, 치료 중에 힘들 때마다 서로 이해하지 못하고 감정적으로 불편했을 겁니다."

B씨는 암 환자인 것을 알리고 싶지 않아 일부러 피해 다녔던 친구들과의 만남도 이어나갔다. 특히 마음을 터놓을 수 있는 친구와 속 깊은 이야기를 나누며 큰 위안을 받을 수 있었다. 항암치료를 시작하고 부작용으로 힘들었던 시기에는 유방암 환우회를 알게 되었고, 자신만 고통스러운 것이 아니라 당연한 과정이었다는 것을 깨달았다. 그가 용기를 얻고 긍정의 마음을 갖게 해준 또 하나의 위로였다.

병을 진단받은 시점부터 치료하는 과정, 재발과의 싸움, 건강회복, 완치 후 긍정적 성장에 이르기까지는 장기간의 여정이며, 목적지인 건강회복까지 완주하려면 혼자만의 힘으로는 불가능하다. 자기 자신의 노력이 가장 크겠지만, 곁에서 위로와 도움을 보낼 가족과 치료과정을 이끌 의료진의 수고가 필요하기 때문이다. 또한 동병상련의 아픔을 겪는 같은 환경의 환자들도 있다. 이들은 지치고 힘들 때마다 동료처럼 서로를 위로하고 용기를 북돋워준다.

이 모든 관계에서 환자의 완주를 위해 가장 중요한 것은 신뢰이다. 환자는 노력하는 자신을 신뢰하고, 함께 수고하는 가족들에게도 공감과 위로를 보내며 신뢰해야 한다. 특히, 환자와 의료진 간의 신뢰는 의학적 치료를 자연스럽게 받아들이게 하여 건강 위기 극복과정에 큰 영향을 미친다. 의료진과 신뢰로 쌓은 견고한 파트너십을 유지한다면 성실성과 전문성으로 보답할 것이다.

아울러 신뢰는 일방적일 수 없으며 쌍방향이어야 가능하다. 특히 여성이 가족을 위해 일방적인 헌신을 하는 것이 당연하다고 여기는 사람들이 종종 있다. 이들은 남편과 자녀들을 위해 자기 자신을 돌볼 시간과 물질까지 기꺼이 포기하고, 심지어 건강 위기를 접한 상황에서도 이러한 패러다임을 버리지 못한다. 결코 승-승적 인간관계라고 볼 수 없고, 한쪽만의 희생을 요구하는 패-승적 관계다. 장기적으로 보면 결국 최선의 결과와 만족을 이끌어내지 못한다.

승-승의 관계를 이루기 위해 의존적 단계에서 벗어나 자기 역량과 자기 리더십으로 독립적인 단계로 발전하고, 주변 사람들과 서로 도움을 줄 수 있는 상호의존적인 단계로 성장하자. 다른 이들과 지지관계를 만들기에 앞서 자기 자신을 진정으로 사랑해야 하며, 그래야만 다른 사람을 사랑하는 일도 가능하다.

4) 만사에 감사하라

"어머님이 병원에 입원하셨는데 큰 고비를 넘기고 의식을 다시 찾아서 매우 감사했습니다."

나는 건강코칭을 받는 환자들에게 매번 지난 한 주 동안 감사했던 일을 묻는다. 그중에서도 50대 후반 L씨의 대답은 의사인 나도 감동할 만큼 인상적이었다.

L씨는 일상에서 감사할 일을 찾는 것을 어려워했던 환자였다. 그러나 이제 많은 것이 감사의 대상이 된다는 사실을 깨달으며 긍정적인 마음을 갖게 됐다. 동료들과 협력하여 회사의 업무를 성공적으로 마친 것이나 체해서 속이 좋지 않을 때 아내가 전복죽을 끓여준 것도 그에겐 감사할 일이었다.

'감사'는 사고방식의 부정적인 패턴을 긍정적인 패턴으로 바꾸는 데 매우 효과적이다. 그러나 감사의 힘을 아무리 강조하고 이해해도 직접 경험하여 깨닫지 않으면 아무런 소용이 없다. 건강 위기를 이겨내는 과정에서 감사한 일들이 무엇인지 '감사노트'를 만들어 취침 전 5분의 시간을 활용해 기록해보자.

'깨끗한 공기', '지하철을 운전해주는 기사', '오늘 하루가 신으로부터 주어진 것', '버팀목이 되어 주는 배우자', '말썽 일으키지 않은 아들', '소화력이 좋은 위' 등등 평소라면 아무렇지도 않게 흘려보냈을 소소한 행복들을 새삼 깨닫게 될 것이다. 더 나아가 나 자신, 가족, 이 세상 등 대상 기준을 정해놓고 감사 제목을 찾는 것도 좋다.

SNS에 그날의 일기와 하루 동안 감사했던 부분을 기록하여 다른 사람들과 공유하는 것도 긍정적 에너지 확산에 도움이 된다.

건강관리는 마음관리와 습관 만들기부터

또한 도움을 받았지만, 미처 인사를 하지 못한 사람에게 감사의 글을 남길 수도 있다.

요즘은 감사 일기를 쓸 수 있는 '감사 일기장'이 시중에서 판매되고 있고, 휴대폰 앱Application도 개발되어 있다. 이러한 도구들로 감사한 일들을 미리 기록하고, 인터넷 일정표나 휴대폰의 알림 기능을 설정해 일정 간격으로 감사 편지 쓰는 시간을 갖자. 이메일, 문자 메시지나 SNS를 이용해 도움을 준 한 사람, 한 사람에게 쉽게 쓸 수 있도록 한다면 더욱 효과적으로 감사의 편지를 쓸 수 있다.

5) 용서하라

만삭의 아내를 위해 크림빵을 사오던 스물아홉 살의 가장이 뺑소니 차량에 사망한 사건이 있었다. '크림빵 뺑소니'라고 불린 당시 사건은 세상에 큰 파장을 일으켰고, 많은 사람들이 분노하며 안타까워했다. 얼마 후 뺑소니 차량의 운전자는 경찰의 수사망이 좁혀지는 것에 심리적 압박감을 받으며 자수했고, 사건은 그렇게 일단락되는 것으로 보였다.

그런데 사람들은 믿기 힘든 뉴스에 또다시 놀라고 말았다. 피해자의 아버지가 가해자인 뺑소니 운전자를 직접 찾아가 용서했다는 내용이었다. 기사의 제목처럼 '거룩한 용서'였다. 피해자의 아버지는 기자를 향해 이렇게 말했다.

"그 사람도 한 가정의 가장일 텐데… 우리 애는 땅속에 있지만, 그 사람은 이제 고통의 시작일 겁니다."

단 한 번이라도 진심으로 용서해본 사람은 안다. 용서는 받을 때보다 베풀 때 더 큰 평화와 행복이 마음에 가득해진다는 것을. 오히려 미움을 담은 증오가 우리 자신에게 해가 된다. 미움과 같은 부정적인 감정이 곧 만병의 근원이 되는 '스트레스'가 아니던가. 이 또한 누군가를 극도로 증오해본 사람은 이해할 것이다. 사람은 누구나 실수하기 마련이다. 분노의 깊이만큼 용서를 베풀 마음은 줄어들겠지만, 항상 용서하고, 또 용서를 받아야 위기를 넘어 성장할 수 있다.

그중에서도 가장 먼저 용서해야 할 사람은 자신이다. 건강 위기가 닥친 사람은 흡연, 비만, 과음 등 자신의 잘못된 건강 습관으로 질병에 걸렸다는 자책감에 빠지기 쉽다. 또 과거의 어떤 도덕적인 잘못으로 벌을 받는 것은 아닌가 생각하며 괴로워하는 사람들도 있다. 이런 마음은 건강을 회복하는 과정에서 약속을 지키지 못하거나 실패를 반복하게 하는 이유가 된다.

아울러 건강실천을 잘하는 도중에 저지른 한 번의 실수를 이해하는 마음도 필요하다. 예를 들면 금연 중에 한 번 흡연한 것을 실패로 보고 포기하는 것은 옳지 않은 일이다. 일시적인 일이자 있을 수 있는 일이라고 받아들이는 큰 틀의 시각을 가져야 하며, 실패를 통해 교훈을 얻고 대응방법을 찾는 것이 현명하다.

자신을 용서하는 것은 정당하지 못하여 용납할 수 없다고 생각할 수도 있다. 그러나 새로운 용기를 가지고 미래를 향해 새 출발하는 방법이 바로 용서이다. 아픈 과거를 잊고 새로운 시작을 위한 용기와 기회를 준다. 그러나 용서가 반복되는 잘못과 실수를 언제든지 허용하는 것은 아님을 명심하자.

암을 이겨내는 사람들의
7가지 습관

건강리더십 훈련이 필요하다

2009년, 국립암센터에서 기획조정실장을 맡고 있을 때 워크숍
〈성공하는 사람들의 일곱 가지 습관〉에 참여했다. 당시의 나는 워
크숍이 시작되는 순간부터, 암의 위기를 극복하는 과정에 이 일곱
가지 습관을 적용할 수 있을 것이라는 생각을 하고 있었다.

"암을 이겨내는 사람들의 일곱 가지 습관이라는 프로그램을
개발하면 어떻겠습니까?"

워크숍이 끝난 후, 〈성공하는 사람들의 일곱 가지 습관〉 워크
숍을 운영하는 한국리더십센터 고현숙 대표(현 코칭경영원 대표)
를 만나 제안했다. 나와 연구팀은 조직의 위기 극복에 CEO의 리
더십이 중요하듯, 암이라는 위기를 극복하고 질병에 걸리기 전보
다 더 건강해지기 위해 '자기 리더십 self-leadership'을 강화해야 한다고

생각했다.

'자기 리더십'은 개인이 자신의 행동을 스스로 통제하고 이끄는 책임 있는 행동이다. 개인의 이러한 변화는 다른 사람의 변화를 불러오기도 한다. 따라서 '자기 리더십 프로그램'을 이용하여 치료 과정에서 느끼는 어려움을 스스로 극복할 수 있도록 돕는다면, 암 환자의 건강증진과 자기 효능감 및 실존적 안녕감까지 향상될 수 있다. 또한 코칭은 경청과 지속적인 질문을 이용하는 방법으로 암 환자가 스스로 해결책을 찾는 과정을 도우며, 환자가 자신의 의견과 경험을 바탕으로 타인을 돕는 등 주도성이 향상되기도 한다.

우리가 완성한 〈암을 이겨내는 사람들의 일곱 가지 습관〉은 다음과 같다.

첫째, 암 진단을 받았지만, 주도적으로 암을 극복하며

둘째, 암 극복과 건강회복이라는 목표를 세우고

셋째, 그 목표에 적합한 우선순위를 정하고 가장 중요한 것부터 먼저 한다.

넷째, 가족이나 의료진 등 암을 이겨내는 일을 도와주는 사람들과의 승-승을 생각하며

다섯째, 먼저 진심으로 이해한 다음 나를 이해시키고

여섯째, 서로에게 더 큰 결과를 얻게 하기 위한 최상의 방안을 모색한다.

일곱째, 몸·마음·정신·영혼을 지속적으로 쇄신함으로써 암을 극복하고 건강을 관리한다.

우리 연구팀은 2011년부터 2012년까지 국내 7개 대학병원에서 치료를 받은 암 환자 668명을 조사하여, '자기 주도적 리더십'과 '삶의 질'의 상관 관계를 밝히려 노력했다. '자기 주도적 리더십'이란 목표를 달성하기 위해 '본인'의 주체적 생각과 행동에 초점이 맞춰진 개념이다.

우리는 먼저 '자신의 삶을 주도적으로 사는 암 환자는 건강 행동을 잘 실천하고 삶의 긍정적 성장을 지속해 궁극적으로 삶의 질이 높다'는 가설을 세웠다. 또한 이를 검증하고자 '7HP Seven Habits Profile'로 암 환자의 자기 주도적 리더십을 평가했다. 7HP는 리더십의 세계적인 권위자 스티븐 코비 박사의 저서 《성공하는 사람의 7가지 습관》을 바탕으로 만들어졌으며, 9가지 항목에 27개 문항으로 이루어졌다.

7HP(Seven Habits Profile)
· 신뢰
· 삶의 균형
· 주도적이 되라
· 목표를 세우고 행동해라

- 소중한 것부터 먼저 하라
- 승-승을 생각하라
- 먼저 이해하고 이해시켜라
- 시너지를 내라
- 끊임없이 쇄신하라

아울러 7HP의 9가지 항목과 효과적인 건강 행동 실천, 삶의 긍정적 성장과의 상관성을 분석했다. 자기 주도적 리더십이 높은 사람은 건강 행동을 3.7배 더 실천했고, 3.5배 더 긍정적으로 성장하는 것으로 나타났다. 삶의 긍정적 성장을 한 암 환자는 삶의 질이 2.3배 높았고 불안과 우울의 위험이 절반 이하로 감소했다.

최근 국내의 암 경험자는 200만 명이 넘는다. 그러나 조기 진단과 치료법의 발전으로 암은 더 이상 목숨을 앗아가는 병이 아니다. 암 치료 후 건강관리가 더욱 중요해진 것도 이 때문이다. 일반적으로 암 경험자들은 잘못된 건강원칙을 가지고 있으며, 삶의 질이 저하된 경우가 많다. 2차 암 발생 위험이 크고 사망률이 높은 이유가 바로 여기에 있다.

최근에는 미국 의학연구소에서도 암을 만성질환으로 관리해야 한다고 보았다. 이들은 생존 관리계획에 만성질환 관리모델을 적용한 새로운 패러다임을 제시하였으며, 의료진과 환자 간의 협력을 요청하기도 했다. 특히 주목할 것은 암 경험자가 암 위기를 극복하고 건강을 회복할 수 있도록 '자기 경영self-management 역량'을 강화해야 한다고 강조했다는 점이다.

우리는 새로운 '리더십 개념'인 〈암을 이겨내는 일곱 가지 습관〉과 '코칭 모델'을 융합해 암 환자가 스스로 지속적인 동기부여를 하도록 했다. 급증하고 있는 암 환자 중에서도 취약계층 환자와 그 가족들이 대상이었다. 암 경험자의 경험과 지혜를 활용한 건강 리더십과 건강코칭으로 건강 역량을 강화하고, 주도적으로 건강을 회복하여 전인적 삶의 질을 높이려는 목적이었다. 그런 목적을 위하여 우리 연구팀은 의학, 간호학, 인문학, 리더십, 코칭 분야의 전문가로 자문단을 구성했다.

이렇게 리더십과 코칭, 건강교육을 접목하는 것은 환자에

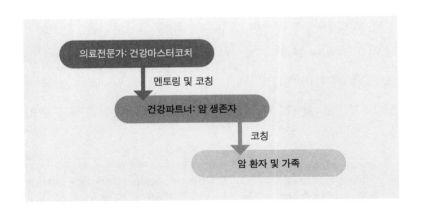

게 주입식으로 교육하거나 환자의 건강경영 역량을 고려하지 않는 기존의 교육프로그램이 가진 문제점을 보완하는 새로운 접근 방법이다. 우리는 이를 〈건강리더십 & 코칭 프로그램Leadership and coaching for health, LEACH〉으로 완성했다. 2010년에는 의료인을 포함한 전문가 대상의 '건강 마스터 코치 교육과정'이 이루어졌으며, 2차 과정인 '암 경험자 대상 건강파트너십 프로그램'을 실시하여 암 환자들의 건강증진과 삶의 질 향상을 코칭하는 건강파트너를 양성했다.

암 환자 희망나눔 프로젝트의 시작

우리 연구팀은 LEACH 프로그램의 효과를 검증하기 위해 2012년부터 2013년까지 10개의 병원*과 다기관임상시험을 시행했다. 대상은 치료가 종료된 지 24개월 이내인 유방암(123명), 위암(51명), 대장암(11명), 부인암(9명) 환자와 18개월 이내인 폐암 환자(8명)로 구성하고, 대조군(72명), 실험군(134명) 1대2의 매칭

● 경희의료원, 계명대동산의료원, 고대안암병원, 국립암센터, 분당서울대병원, 삼성서울병원, 서울대병원, 서울아산병원, 아주대병원, 이화의료원

으로 이뤄졌다. 실험군은 교육 책자와 함께 6개월 동안 16회 전화 코칭이 제공되었으며, 대조군에도 건강관리에 관한 책자를 제공했다.

이를 위해, 우선 의료인과 코칭전문가들은 LEACH 프로그램의 '건강마스터'가 되었으며, 5년 이상 암이 완치된 경험자들은 '건강파트너 health partner'가 되었다. 건강파트너 양성과정은 범이론적 모델, 사회 인지 이론, PRECEDE-PROCEED● 모델, 리더십, 코칭을 접목한 교육콘텐츠●●, 건강마스터코치의 코칭 및 멘토링으로 구성했다.

건강파트너들은 건강마스터코치들의 지도를 받아 환자들이 주도적으로 암 위기를 극복하도록 코칭했다. 특히 건강파트너들에 의한 LEACH 프로그램은 임상시험 결과, 삶의 질과 건강원칙 개선에 긍정적인 효과가 있었다.

대상자들을 1년간 추적 관찰한 결과, LEACH 실험군이 대조군에 비해 3개월 시점에서 '불안', '사회적 기능', '식욕', '경제적 어려움'이 향상된 것으로 나타났다. 12개월 이후에는 '피로', '건강원칙', '정신적 스트레스'의 개선 효과를 보였다. 이 연구는 암 경험자

● 교육 기획에서부터 수행 및 평가 과정의 연속적인 단계를 제공하는 포괄적인 건강증진 계획 모형
●● 암을 이겨내는 사람들의 7가지 습관, 리더십코칭 워크북, 행복 찾기 10대 건강 콘텐츠

들이 암 환자의 건강을 코치하도록 시도한 세계 최초 연구였으며, 국제학술지인 《BioMedCentral Cancer》에 게재되었다. 이 연구가 암을 이겨낸 경험자들이 암 환자를 돕는 '건강 파트너십' 문화 형성에 도움이 될 것으로 기대한다.

서울대학교병원에서는 이 연구를 근거로 '암 환자 희망나눔 프로젝트'를 시작했다. 환자들이 암을 이기고자 하는 꿈을 이루고, 그 꿈을 넘어 새로운 꿈을 꾸도록 도울 수 있는 프로그램을 실현하고자 했다. 취약계층의 암 환자들과 가족들의 심각성에도 불구하고 건강증진과 삶의 질 향상을 위한 국가적인 인프라와 투자가 전무했다. 이 프로그램은 한국리더십센터와 코칭경영원의 재능기부로 매달 1회씩 진행했다.

'암 환자 희망나눔프로젝트'가 지역사회 중심의 포괄적이고 통합적인 맞춤 건강서비스로 자리 잡는다면 취약계층 암 환자와 가족의 건강증진 및 삶의 질 향상에 많은 도움이 될 것이다. 환자들과 가족들은 사회경제활동 복귀를 통해 사회에 기여할 것이며, 부적절한 의료이용 감소를 통한 의료비용이 절감될 것이라 기대했다.

이전에도 코칭을 적용한 중재 프로그램이 국외에서 먼저 다양하게 이루어지고 있었다. 심혈관질환 환자의 콜레스테롤 수치를 조절하기 위한 목적으로 시행된 연구와 Ⅱ형 당뇨병 환자를 대상으로 한 중재연구도 진행됐다. 물론 이들 연구에서도 코칭이 매우 유용한 교육 방법임이 확인됐다.

현재도 건강교육에 코칭을 접목한 중재프로그램들이 개발되어 연구가 진행되거나 그 효과가 검증되고 있다. 그러나 이러한 연구들은 코칭이라는 접근 전략을 이용하고는 있으나 대부분 신체적 영역의 문제에만 초점을 두는 한계가 있다. 제한적 영역의 코칭 중재프로그램은 암 환자의 총체적 삶의 질이 향상되기에는 무리가 있다. 이러한 긍정적 효과는 전인적 토탈케어 서비스, 즉 암 환자들이 신체적·사회적·경제적 고통과 더불어 실존적 위기를 극복하도록 도와야 가능하다.

최근 국내에서도 보험회사들이나 건강검진센터들이 간호사와 어플리케이션을 활용해 건강코칭 프로그램을 제공하는 추세가 늘고 있다. 그러나 정규 프로그램으로 훈련을 받아 자격을 갖추거나, 효과성이 과학적으로 검증되지 않은 채 무분별하게 사용되고 있어 우려된다. 소비자의 기회비용을 빼앗는 것일 수 있으므로 철저한 검증이 필요하다.

건강의 비결은 무엇일까?
기존의 나쁜 습관을 버리고 새로운
건강 패러다임에 맞는 습관을 만드는 것이다.
노력하지 않는 사람에게
위기에 빠진 건강이 다시 좋아지는 선물은
결코 주어지지 않는다.

'건강한 나'를 만나는 명품 건강법

'건강한 나'로 변화를 준비하라 – 변화 전략 6가지

·

미래의 건강을 위한 현명한 선택들 – 의사결정 전략 4가지

·

포기하지 않고 건강을 꿈꾸는 실천 방법 – 계획 전략 3가지

·

성공하는 건강 목표를 위한 키포인트 – 실행전략 10가지

'건강한 나'로 변화를 준비하라
─변화 전략 6가지

변화 전략 1: 주어진 시간을 관리하라

건강의 비결은 무엇일까? 정답은 간단하다. 기존의 나쁜 습관을 버리고 새로운 건강 패러다임에 맞는 습관을 만드는 것이다. 지금 당신은 건강을 자신하거나, 바쁘다는 핑계로 건강에 투자할 시간이 없다고 주장할지도 모른다. 그러나 잊지 말자. 노력하지 않는 사람에게 위기에 빠진 건강이 다시 좋아지는 선물은 결코 주어지지 않는다.

우선 자신의 시간을 건강 관점으로 바꿔보자. 아마 당신의 하루 식사 시간은 2시간 정도일 것이다. 그동안 당신은 식사 시간을 그냥 무의미하게 보내는 시간, 사람들을 만나 식사하며 소비하는 시간으로 여겼을 수 있다. 그러나 당신이 건강한 음식을 균형 있게 먹는다면, 이 2시간은 '건강한 식사' 시간이 될 수 있다. 건강을 위해 따로 시간을 내는 것이 아니라, 무의미하게 보낸 시간에 '건강'이라는 가치를 부여하는 것이다. 하루에 삼시세끼 식사를 하는 우리는 최소한 2시간을 건강에 투자할 수 있다.

반복된 연습이 필요하다. 건강을 위해 따로 시간을 내는 것보다는 오히려 더 쉬울 수 있다. 모든 것을 한꺼번에 하려 하지 말고 한 가지라도 바꿔보자. 계획을 세우고 하루 일정 혹은 주간 일정에 기록하자. 당신이 실천하기 가장 쉬운 행동부터 시작해서 성공의 맛을 느끼는 경험이 중요하다. 그리고 그런 당신을 칭찬하자. 주관적 생각들이 건강한 삶을 오래 살게 한다. 당신의 생각에 달렸다.

변화 전략 2: 지금까지의 습관을 점검하라

우리는 무병장수를 꿈꾸지만 현대는 유병장수의 시대라는 것이 부정할 수 없는 현실이다. 가벼운 만성질환이라면 모르지만 심각한 질환을 안고 오래 산다면 삶의 질이 떨어질 수밖에 없다. 간혹 병원에 장기 입원한 이들을 보고 "병에 걸려서 오래 앓느니 죽고 말지. 구차하게 왜 살아?"라고 함부로 말하는 사람들이 있다. 그러나 주변을 살펴보자. 질병에 걸렸을 때, 말처럼 그냥 세상을 떠난 사람을 본 적이 있는가? 병에 걸리면 죽고 싶어도 쉽게 죽을 수가 없다. 현대 의료기술과 의료시스템이 쉽게 죽지 못하도록 하기 때문이다.

건강하게 내 삶을 주도적으로 살고 싶은가? 그렇다면 건강에 나쁜 습관을 바꾸고 건강관리를 해야 한다. 건강의 위기를 극복하기 위해 포기할 것들이 있지만, 이미 너무 익숙해져서 바꾸기 힘든 습관들이 있다. 자신이 현재 건강하다고 생각할수록 새로운 도전이 힘들다. 그러나 건강을 위해 기꺼이 다음과 같은 나쁜 습관들을 포기해야 한다.

- 미래의 가능성을 위해 부정적 태도를 포기하라
- 목표를 이루기 위해 소극적 자세를 포기하라
- 삶의 질을 위해 익숙함을 포기하라
- 적정 체중을 위해 식탐을 포기하라
- 집중하기 위해 과로(과도한 업무)를 포기하라
- 힘찬 삶을 위해 흡연을 포기하라
- 여유 있는 삶을 위해 과도한 음주를 포기하라
- 정기적인 건강검진을 위해 게으름을 버려라
- 사랑하는 사람들과 함께 하는 삶을 위해 이기심을 버려라
- 봉사하는 삶을 위해 탐욕을 버려라
- 영혼이 있는 삶을 위해 불신을 버려라

우리의 뇌는 신경회로가 과거에 만들어놓은 대로 자극에 반응하여 행동하고, 정보에 대한 자동화된 판단에 따라 익숙한 방향으로 결정한다. 매번 의도적으로 의식하지 않으면 늘 과거의 습관이 나타나는 이유다. 멈춰서 생각을 바꾸고, 새로운 방향으로 바뀐 행동을 계속 반복하자. 그렇게 하다 보면 생각하지 않아도 몸이 알아서 건강한 행동을 하게 되고, 과거의 행동을 하는 것이 오히려 불편해진다. 습관 바꾸기에 성공한 것이다. 그러나 다시 옛날 습관으로 돌아가지 않도록 조심해야 한다. 그동안 고생하고 투자한 시간을 생각해서라도.

변화 전략 3: 건강문제 해결에 집중하라

개인의 건강 습관을 변화시키려면 가장 효과적인 건강행동 패턴을 우선적으로 반복해야 한다. 통계적으로는 가장 강력한 '대응비 odds ratio' 혹은 '상대위험도 relative risk'를 찾아내거나 설명력이 가장 높은 습관이나 행동 패턴을 찾아낼 수 있다. 또한 이 통계를 근거로 우선순위를 정할 수 있다.

대응비 혹은 상대위험도란 위험인자에 노출된 경우와 그렇지 않은 경우에서 질환이 발생할 여부를 비교할 때 사용한다. 반대로 긍정적 행동을 했을 때 건강이 좋아질 가능성이 상대적으로 몇 배 높은가를 비교할 때도 사용한다.

예를 들어, 건강한 음식을 바르게 먹는 균형 잡힌 식사를 습관화할 때, '식사 시에는 음식을 30번 이상 씹어 먹고 삼킨 후 다음 음식을 넣는다.'라는 식이 패턴의 대응비가 4.6으로 수치가 높다. 그렇지 않은 경우보다 균형 잡힌 식사 습관을 만드는 데 4.6배 효과가 있다는 뜻이다. 규칙적인 운동의 경우는 '일주일에 운동할 주간 일정을 미리 정해두고 실천한다.'라는 행동패턴의 대응비가 3.6이다. 즉, 주간 일정을 미리 정해 두지 않는 경우보다 규칙적인 운동 습관을 만드는 데 3.6배 효과적이다.

긍정적 마음 가지기에는 '걱정되거나 두려운 일이 있으면 "이 또한 지나가리라"라고 스스로에게 말한다.'라는 패턴의 대응비가 2.4로 매우 효과적이다. 이렇게 건강 습관을 만드는 데도 효과적인 패턴이 있다. 이런 패턴을 따를 때 그렇지 않은 사람들에 비해 더 빨리, 더 효과적으로 건강 습관을 만들 수 있다.

개선해야 할 건강 문제의 우선순위를 정하고 충분히 좋아졌다면 다음 우선순위의 건강 문제에 집중함으로써 시간과 노력을 효율적으로 사용한다. 우선순위에 상관없이 모든 건강 습관을 고치라는 무리한 요구는 결국 사람이나 조직을 지치게 만들어 중도 하차하게 만들 뿐이다. 중요성과 긴급성을 판단한 우선순위를 정해 선택적으로 접근해야 한다.

1) 건강 성공담을 긍정적 프레임으로 활용하라

건강 위기를 겪고 있을 때 같은 위기를 극복한 사람들의 생생한 이야기만큼 확실하고 강력한 처방은 없을 것이다. 암, 심장질환 등 중증질환을 진단받은 환자들의 증가와 생존자들의 수가 늘어나고 있어, 건강 위기 극복 수기나 사례를 어렵지 않게 발견할 수 있다. 이들의 극복과정, 애로사항, 경험담 등을 든든한 위안이 될 수 있도록 긍정적 프레임으로 활용하면 위기 극복에 탄력을 주는 효과를 얻을 수 있다. 사랑의 언어 사용하기, 해석한 결과에 대해서 긍정적 피드백 제공하기, 미래의 성장 가능성을 구체적으로 짚어주기 등도 적극적으로 활용하면 도움이 된다.

2) 자신에게 맞는 건강 원칙과 가치관을 세워라

다시 한번 강조하지만, 환자에게는 '원칙 중심'의 건강경영 역량이 필요하다. 주위 환경이나 가족, 친구들의 의견에 이끌리는 것은 곤란하다. 반드시 자신에게 맞는 건강 원칙에 집중하고, 원칙 집중의 건강을 설계하자. 안정감과 자신감이 건강회복을 추진하는 동력이자 기본 원칙이며, 이는 내면으로부터 시작되어 개인의 건강, 가족의 건강, 나아가 직장의 건강에까지 영향을 미친다.

아울러 사람은 의미와 가치를 추구하는 존재이다. 건강 원칙을 세웠다면, 그를 중심으로 한 나만의 건강 가치관을 세워보자. 건강 원칙과 가치관이 정립되면 이에 맞춰 실천할 계획과 행동이 자연스럽게 한 방향으로 정렬되고 유기적으로 연결된다.

변화 전략 4: 버킷리스트와 자기 강점을 활용한 인생 목표를 설정하라

1) 하고 싶은 일의 목록을 작성하라

학창 시절, 하필이면 시험기간에 하고 싶은 일이나 먹고 싶은 것들이 계속 떠올라 시험공부에 방해가 된 경험이 한 번쯤은 있을 것이다. 나는 그럴 때마다 시험이 끝나면 반드시 하겠다며 일일이 리스트를 작성하곤 했다. 건강 위기가 왔을 때도 마찬가지다. 평소 하고 싶었던 일, 바쁜 일로 미뤘던 목표, 가족들에게 약속했지만 지키지 못했던 것 등을 적어 버킷리스트를 작성해보자. 엄격한 건강관리로 우울하거나 지칠 때, 버킷리스트를 실천하는 미래의 나를 상상하는 것만으로도 기분이 전환된다.

2) 자기 삶에 꼭 필요한 가치를 담은 인생 목표를 설정하라

질병은 단순히 신체적인 문제를 일으킬 뿐 아니라 때로는 자신의 존재감까지 잃게 한다. 당뇨에 고혈압과 고지혈증을 앓던 61세 남성 S씨는 존재감 상실이 건강 위기라고 토로해 안타까웠다. 그는 결국 자존감 회복을 건강 목표로 정하고, 주도적이며 적극적인 종교 생활과 사랑하는 가족들과 함께하는 삶, 규칙적인 약물 복용 등을 실천하며 위기를 극복해나갔다.

3개월 후, 그는 혈액검사에서 당화혈색소 6.2, 혈당 109로 당뇨 전 단계 수준의 수치로 회복됐다. 우울증 점수도 7점에서 0점으로 낮아졌다. 그의 노력이 질병 위기 극복과 자존감 회복이라는 두 마리 토끼를 잡은 것이다.

이처럼 건강 위기에 당면한 사람들은 자기 삶에 꼭 필요한 가치를 담은 인생 목표를 설정한다. 고통과 어려움을 이겨내는 힘을 얻을 수 있으며, 실패를 좌절로 인식하지 않고 성공을 위한 연습이자 도전으로 받아들이게 하는 힘이 된다.

이때 환자의 주도성이 발휘되어야 한다. 자신만의 고유한 건강 원칙과 가치에 귀를 기울이고, 사소하더라도 성취한 경험이 있었다면 비결이 무엇이었는지 찾아보자. '과거에 나는 성공했고, 지금도 얼마든지 할 수 있다'는 긍정의 힘이 솟아난다. 건강 위기를 극복한 후 병원에서 자원봉사를 하는 사람들이나, 다른 환자들을 돕기 위해 건강코치가 된 사람들의 경험담에서 인생 목표를 참조하는 것도 좋다.

인생 목표를 설정한 후에는 한 번 더 정교화 작업을 거쳐야 한다. 자신의 강점을 활용하여 목표를 명확하게 정리하는 것이다. 어떤 강점을 활용하면 인생 목표를 보다 전략적으로 달성할 수 있을까 고민하자. 강점은 우리의 내면적 강점뿐 아니라 환경적·인적 자원도 포함한다.

변화 전략 5: 건강 비전을 선언하고 공유하라

건강에 대한 비전은 아무리 최악이라고 여겨지는 현재의 건강 위기도 뛰어넘을 강력한 힘이 있다. 건강 비전을 가졌을 때 생기는 열정이 우리들의 편협한 생각과 부정적 상호작용을 막아주고, 시간과 노력을 낭비하지 않도록 하여 삶의 질을 향상시켜 줄 것이다.

1) 건강사명서를 공유하고 선언하라

우리는 지금까지 자아 점검부터 삶의 원칙과 새로운 인생 목표를 세웠고, 삶에서 진정으로 소중한 것이 무엇인지 생각하는 성찰의 시간도 가졌다. 그러나 건강 습관을 실천하려고 결심해도 작심삼일로 끝나버리는 경우가 허다하다. 결심이 마음속으로만 이루어지기 때문이다.

건강사명서

나의 인생 목표	건강 유지하며 봉사하기
현재 내 삶의 위기	류머티즘과 당뇨로 인한 불편한 생활
나에게 건강이란?	인생 최고의 가치를 만들기 위한 기본
식이, 체중	밥을 꼭꼭 씹어 먹기, 골고루 먹기
마음, 스트레스	음악듣기, 운동하기를 통한 스트레스 풀기
약물 복용	매일 류머티즘 약과 당뇨약 복용 시간 맞추어 먹기
건강실천으로 인한 이득	즐겁게 살아갈 수 있다. 하고 싶은 것을 마음대로 할 수 있다. 가족들과 여행을 갈 수 있다.
장애요인	회사 일정에 집중하다 복용 시기 놓치기 및 운동 안함
극복 방법	약 복용 및 운동에 스마트폰 알람기능 활용
나의 다짐 한마디	건강한 몸 만들고 의미 있는 삶을 살자

2022년 0월 0일 홍 길 동 (서명)

다음의 예시를 참고하여 자신만의 건강사명서를 작성하고, 최대한 많은 사람에게 공개하자. 인스타그램, 페이스북, 블로그, 트위터 등 SNS로 공유하는 방법도 좋다. 이렇게 자신의 결심이나 약속을 공개적으로 선언하면 끝까지 지킬 확률이 높아지는 '공개 선언 효과'가 있다. 바로 행동변화 단계를 설명하는 프로체스카의 범이론적모형 Trans-Theoretical Model 에 등장하는 '자아해방 self-liberation 전략' 이다.

아울러 스스로 작성한 건강사명서는 건강 원칙들에 근거하고, 건강을 위한 자신의 내면의 삶과 가치에 깊이 관련 있어야 한다. 건강 위기를 극복할 뿐만 아니라 인생의 중요한 역할들을 수행할 수 있도록 우리 자신에게 영감을 줄 수 있다.

2) 피드백으로 재점검하라

인생 목표는 실행목표와 실행계획을 결정하는 데에도 영향을 미친다. 지나치게 낮게 설정되거나 혹은 터무니없이 높게 설정되었을 수도 있다. 특히 눈앞의 건강 위기가 주는 두려움과 절박함에 빠져 미래를 신중하게 예측하지 못하고 정했을 수도 있다. 이럴 경우, 인생 목표를 확정하기 전에 한 번 더 검토하여 적당한 난이도와 도전적인 수준으로 조정하자. 전면적인 수정보다는 부분적으로 수정하고 보완해 가는 것이 옳다.

비전을 선포하고 건강사명서를 공유했다면, 인생 목표의 수정은 더 수월해진다. 가족, 친구, 동료 등 지인들의 반응이 뒤따라오기 때문이다. 긍정적인 피드백과 응원으로 목표를 이루려는 의지가 강해질 것이고, 부족한 점을 지적하는 피드백을 받았을 때는 자신에게 맞도록 수정할 수 있다.

이러한 과정은 건강 위기를 극복하기 위해 세운 인생 목표와 그 실천 계획의 실패가 아니다. 처음 설정할 때 타인의 모범사례들을 참고한 인생 목표를 보다 현실적으로 수정하는 과정이며 자신의 삶에 필요한 실질적인 내용으로 보완하여 성공률을 높여준다.

그런데 이렇게 가족이나 지인으로부터 건강사명서를 공유받은 사람들이 주의할 사항이 있다. 만약 아무런 반응도 보이지 않는다면 어떨까? 분명 관심과 기대를 받지 못했다는 실망감에 건강 위기를 극복하려던 열정이 식어버릴지도 모른다.

"당신이 이걸 해낼 수 있겠어요?"

"별 의미가 없어 보이는데요?"

"네가 하기에는 좀 무리 아냐?"

무관심도 곤란하지만, 이렇게 부정적인 반응을 보이는 것은 더욱 조심해야 한다. 환자를 걱정하는 마음이라 할지라도, 건강 위기에 놓인 환자에게서 할 수 있다는 자신감과 의지마저 사라지게 만들기 때문이다.

"당신은 분명 잘 해낼 수 있을 거예요."

"도움이 필요하다면 언제든지 알려주세요."

환자에게 필요한 것은 용기를 북돋워줄 희망의 메시지다. 건강 위기에 놓인 가족이나 친구를 따뜻하게 배려하는 마음을 담아 긍정의 피드백으로 격려하자.

변화 전략 6: 자기(건강) 리더십을 세워라

고혈압, 고지혈증에 류머티즘 관절염까지 겹쳐 고통스러운 나날을 보내던 44세의 여성 환자가 있었다. 그는 곧 건강코칭을 받으면서 건강 회복을 목표로 가족들의 도움을 요청했을 뿐만 아니라, 바람직한 행동으로 스트레스에 대처하고 스스로 동기를 부여하는 등 자기주도적인 건강경영 역량을 키웠다.

3개월 후, 놀랍게도 그의 우울증은 중등도인 12점에서 정상범위인 3점으로 떨어졌다. 의사의 처방이 달라진 것은 없었다. 문제를 해결하려는 자기 리더십을 세우고, 스스로 노력한 끝에 얻어낸 성과였다.

지금까지 우리는 내면으로부터 원칙 중심의 패러다임으로 전환하고, 건강 원칙을 발견하며 인생 목표와 건강 비전을 새롭게 정립했다. 이제 남은 것은 이를 실천하여 성공에 이르는 것인데, 그러기 위해서는 자신의 건강을 주도적으로 돌볼 수 있는 리더십 역량이 강화되어야 한다.

자신의 새 인생 목표에 확고한 자신감과 의지를 지니고 있는지, 건강 비전의 놀라운 힘을 제대로 인식하고 있는지 확인하자. 그렇지 않다면 충분한 시간을 들여서라도 자기 리더십을 보완하자. 현재 수행하고 있는 모든 과정이 성공적인 위기 극복과 그로 인한 긍정적인 성장을 이끌어 가기에 부족하다면 모래 위에 집을 짓는 것과 다름없기 때문이다.

미래의 건강을 위한 현명한 선택들
-의사결정 전략 4가지

의사결정 전략 1: 건강 위기를 알리는 조기경보 시스템을 구축하라

현재의 건강검진은 생물학적 질병 여부나 건강의 위험요인들에 대해서 신체적으로만 평가하고 있지만, 신체적·정신적·영적 건강을 아우르는 전인적 건강을 진단하기에는 역부족이다. 간혹 정신적 건강진단으로 불안, 수면에 대한 평가 방법을 추가하는데 이 또한 정신적 건강의 세부적인 부분을 검사할 뿐이다.

만약 건강 상태와 건강 수칙들을 중심으로 자신의 건강을 수시로 점검하고 예방할 '건강 위기 조기경보 시스템'이 있다면 어떨까? 심각한 문제 상황을 유발하는 요인들을 수시로 점검하고 미리 감지할 수 있으며, 건강 습관 행동·신체적·정신적·사회적·영적 등의 주제별로 세밀하게 살필 수 있지 않을까.

나는 이러한 진단과정을 '건강스캐닝'이라 명명하고, 다양한 건강 관련 평가를 포함하는 시스템을 개발했다. 만성질환이나 암 진단을 받은 경우와 치료과정이나 치료가 끝난 후에도 적용할 수 있는 유용한 방법이다. 또한 앱이나 웹사이트 등 온라인 프로그램 활용이 가능하여 효율적인 관리가 될 수 있다.

'건강스캐닝'은 건강행동의 패턴을 평가하는 스마트건강경영전략Smart Management Strategy for Health, SMASH과 진단체계를 포함한다. 스마트건강경영전략은 자가 관리 역량을 강화해줄 핵심 전략과 평가·현실수용·변화준비·의사결정·계획·환경조성·실행·피드백·유지 등 8단계로 구성했다. 아울러 이러한 건강전략을 평가해줄 '스마트건강경영전략 평가 도구Smart Management Strategty Assement Tool, SAT'를 개발하여 건강 위기를 효과적으로 극복할 수 있도록 전략의 보완을 돕는다.

또한 '건강증진과 질병 극복에 필요한 12가지 수칙'을 건강습관으로 만드는 데 효과적인 '건강행동패턴 평가도구Highly Effective Behavior Pattern Inventory, HEBPI'도 마련했다. 12가지 수칙은 다음과 같다.

건강증진과 질병 극복에 필요한 12가지 수칙

1. 긍정적인 마음 갖기

2. 규칙적인 운동 실천하기

3. 건강한 음식 바르게 먹기

4. 적극적인 삶을 살기

5. 정기적으로 검진 받기

6. 남을 도울 수 있는 시간 갖기

7. 신앙과 종교 생활하기

8. 금연

9. 절주하기

10. 과로는 금물, 나에게 맞는 생활하기

11. 사랑하는 사람들과 함께하는 삶 생각하기

12. 규칙적인 약물 복용

의사결정 전략 2: 건강 위기 예상 시나리오를 작성하라 [●]

건강 위기에 놓인 우리의 운명은 원인과 결과를 예측하여 건강을 경영하는 능력에 달려 있다. 발생할 가능성이 큰 '건강 위기 예상 시나리오'는 불확실한 미래를 현실화하여 경각심을 갖게 하고, 변화를 위한 동기를 부여하는 장점이 있다.

첫째, 예측 가능한 건강 시나리오를 4~5개 만든다. 시나리오 가 너무 많으면 의사결정이 어려우므로 선택과 집중이 필요하다.

● 필립 코틀러의 《카오틱스》를 참조하였음

둘째, 시나리오에 장황한 표현은 삼가자. 간결한 표현으로 작성해야 의미가 쉽게 드러나고 건강에 대한 전략적 의사결정이 쉬워진다.

셋째, 건강 시나리오들을 '가능성이 매우 큰 범위'와 '가능성이 전혀 없는 범위'로 분류하자. 미래의 건강과 질병을 설명하기 수월하다.

넷째, 위의 시나리오를 최선, 중간, 최악의 3가지 버전으로 분류하자. 각 상황에 맞는 대비책을 강구하거나, 서로 비교하여 건강과 질병에 관한 가치판단의 기준을 명확히 할 수 있다. 특히 최악의 시나리오는 누구나 바라지 않는 미래의 모습이겠지만, 예측하는 것만으로도 변화의 의지를 높이는 장점이 있다.

다섯째, 위의 모든 과정에서 활발한 브레인스토밍을 하자. 혼자만의 브레인스토밍은 지나치게 주관적일 수 있다. 효과적인 건강 습관을 고려해 각각의 시나리오를 완성하려면 많은 아이디어가 필요하며, 자신의 건강과 질병에 관한 유전, 의료, 건강 습관, 사회환경 등 결정 요인들을 과학적, 전문적 근거를 토대로 살펴야 한다. 전문가, 가족, 친구 등과 함께 논의한다면 객관적이고 현실적인 대안을 찾을 수 있다. 물론 그들의 의견은 단지 참고사항이며, 당사자의 판단이 가장 중요하다.

여섯째, 건강 위기 극복에 필요한 결정요인과 변화가 필요한 요인을 구분하자. 자신에게 가장 적합한 건강 시나리오를 구성할 수 있다. 과학적 지식을 바탕으로 하는 전문 자료들만이 아니라, 비슷한 건강 위기 상황을 겪은 사람들의 경험담도 참고할 수 있다. 이들의 성공담은 동기를 부여하고 할 수 있다는 자신감 및 변화의 의지를 높여준다. 다만, 사기성이나 광고성 정보들도 있을 수 있으니 반드시 주치의나 전문가의 검토를 받아야 한다.

의사결정 전략 3: 합리적으로 의사결정하라

우리의 목표는 최상의 시나리오를 실현하고 최악의 시나리오에 대비하는 것이다. 이를 위해서는 자신의 건강 역량을 강화하고 건강실천 계획을 수립하는 의사결정이 필요하다. 만약 최상의 건강 시나리오 구현이 어렵다면, 현재 우리에게 가장 적합하면서도 실행 가능한 대응 전략을 세우는 것이 합리적이다.

1) 감정적이지 않고 냉철한 이성으로 판단하라

사람들은 예측되는 위기 상황이 두려워 회피하는 경향이 있다. 위급한 상황에서 얻는 건강과 질병에 대한 올바른 정보는 생존에 필수적임에도, 그 정보를 활용해 치료 방향을 정하지 않고 분별력을 잃은 채 엉뚱한 길로 가는 사람이 있다. 물론 급작스러운 건강 위기에 빠져 감정적으로 흔들릴 수 있다. 그러나 냉정을 되찾지 않는다면 건강을 되찾는 일은 불가능해진다. 모든 건강정보에 귀를 기울이고, 발생할 수 있는 이득과 손실을 정확히 파악하여 건강에 어떤 결과를 가져다줄지, 어떻게 적용할지 심사숙고하려면 냉철한 이성을 갖춰야만 가능하다.

2) 건강 넛지를 활용하라

환자가 감정적으로 흔들리고 있다면, 합리적인 선택을 돕는 코칭 팁으로 '넛지 nudge효과'를 활용할 수 있다. 의료진, 건강코치, 보호자가 환자의 올바른 선택을 위해 방향을 조율해주고, 옳지 않은 선택은 다시 한번 확인해주거나 결정을 미루도록 '개입'하는 것이 '넛지'다. 선택의 자유는 환자에게 있지만, 적절한 개입으로 환자의 합리적인 선택을 유도할 수 있다.

건강 넛지는 건강경영전략의 핵심인 '원칙 중심의 패러다임'에서 중심 시나리오들을 다시 살펴보게 한다. 다양한 건강정보들이 자신에게 유용한지 살피고, 다른 환자의 건강 위기 극복 수기에 속고 있는 것은 아닌지 진위를 가리게 하며, 건강 원칙의 타당성도 점검할 수 있다.

가장 유용한 건강 넛지의 한 방법은 "왜냐하면"이라는 단어를 사용하는 것이다. 사람은 누구나 자신의 행동에 타당한 이유가 있기를 원한다. 환자에게 건강 관련 정보를 전달하거나 건강경영전략을 적용하려 할 때 '요청을 받아들여야 하는 이유'를 친절하게 제시하자.

건강 넛지 예시 1 금연이 필요한 환자의 인센티브 제시 넛지

1일 평균 담배 한 갑을 피우는 환자의 한 달 평균 비용은 '4,500×30= 135,000원', 6개월이면 81만 원, 1년이면 162만 원이다. 또한 흡연하면서 잃게 되는 생산활동 상실에 따른 기회비용, 라이터와 향수 등의 구매비, 흡연으로 인한 질병 치료비, 주변 사람들에게 불편함으로 초래하는 간접비용 등도 고려해야 한다. 금연으로 이 비용을 절약하여 3박 4일 동남아 여행을 간다면 어떨까?

그런데 우리 조사에 따르면, 한 사람의 건강자산 가치는 그가 얻는 평균 연간 소득의 3배 이상이었다. 이를 근거로 금연으로 절약된 비용에 보너스 2배를 가산하면 6개월에 243만 원, 1년이면 486만 원이며, 유럽 여행도 가능하다. 운동하고 금연하는 당신에게 이 정도의 인센티브를 줄 만큼 건강은 가치가 있다.

건강 넛지 예시 2 규칙적인 운동을 습관으로 만들어야 하는 당뇨 환자의 행동패턴 우선순위 결정 넛지

당뇨 환자는 약물 복용도 중요하지만, 규칙적인 운동 습관이 필수다. 각자 운동을 습관으로 만드는 나름의 요령이 있겠지만, 이왕이면 과학적으로 검증된 효과적인 요령을 선택하는 것이 좋다.

앞서 제시한 '건강행동패턴 평가도구'는 '규칙적인 운동 실천하기'에 효과적인 행동 패턴 12가지를 제시하고 있다. 이 중에서 환자의 선호도보다 효과성이 높은 요령을 골라 다음과 같이 제시하면 당뇨 환자를 위한 건강 넛지가 된다.

"운동하는 시간을 미리 지정해두어 그 시간에는 다른 약속을 잡지 않는다는 요령을 실천하는 경우는 그렇지 않은 경우보다 규칙적인 운동을 습관화하는 데 3.8배 도움이 됩니다."

미리 정해진 운동시간에 약속이 생겨 운동을 미루는 것과 운동시간에는 절대 약속을 잡지 않는 것 중에 어떤 행동 패턴이 '규칙적인 운동 습관'을 만들어줄까? 건강 습관을 위한 효과적인 행동 패턴은 후자의 경우다.

건강 넛지 예시 3 체중 조절이 필요한 비만 환자의 음식 선택 넛지

'금강산도 식후경'이라는 말이 있듯이 아무리 좋은 구경이나 재미있는 일이라도 우선 배가 고프면 흥이 나지 않는다는 비유처럼 인간의 가장 원초적인 식욕을 조절하기란 쉽지 않다. 많은 사람이 작심을 해도 체중 조절에 실패하는 이유이다. 대단한 각오를 했더라도 막상 음식을 보게 되면 유혹을 이기기 쉽지 않다. 그러나 식사 전에 무엇을 먹을지 한번 생각해

보고 선택을 미리 해두는 것은 이런 유혹을 이겨낼 수 있는 건강 넛지가 될 수 있다.

건강관리 앱(어플리케이션)이나 영양 계산 앱을 이용해 이번 주의 체중 감량 목표와 최근 먹은 음식의 칼로리를 계산해, 오늘 점심이나 저녁 때 갈 음식점과 먹을 음식을 미리 선택하고 주문해두자. 식당에서 즉흥적으로 음식을 고르는 것보다 체중 조절에 훨씬 효과적이다. 음식점의 메뉴판에는 칼로리나 영양성분이 표시되어 있지 않지만 건강관리 앱이나 영양 계산 앱이나 인터넷 프로그램에는 해당 정보가 있기 때문에 합리적이고 이성적인 의사결정을 할 수 있다.

3) 지나친 긍정과 낙관은 금물, 객관적으로 보라

인간은 누구나 중대한 결정의 순간에 자신감이 지나쳐 미래를 낙관적으로 보는 경향이 있다. 건강과 질병에 대한 합리적 의사결정을 위해서 지나친 긍정은 피해야 한다. 치료에 대한 의사결정을 내릴 때는 질병의 예후를 낙관적으로 보기보다는 객관적인 시선이 필요하다. 이를 위해 현실적 시각을 가질 수 있도록 다음의 3가지를 마음에 새겨두자.

첫째, 건강과 질병의 현실이 우리 생각보다 더 나쁠 수 있다.
둘째, 질병 극복과 건강회복 과정이 우리 생각보다 더 오래 걸릴 수 있다.

셋째, 치료과정과 위기 극복의 대가가 생각보다 훨씬 더 가혹할 수 있다.

4) 의사결정을 점검하라

질병 극복과 건강회복을 위해 합리적인 결정을 했더라도 다시 점검하는 시간을 반드시 가져야 한다. 이러한 방식은 기대 결과를 예상해봄으로써 실천하고자 하는 내재적 동기를 부여하고, 건강행동을 지속하는 동기를 강화하는 데 도움이 된다. 또한 기대 결과와 실제 결과를 비교할 수 있어 미래의 새로운 의사결정에 중요한 자료가 된다.

위기 극복과 건강회복의 실행계획도 재점검이 필요하다. 삶의 원칙, 비전, 인생 목표와 부합하는지 살피고, 건강실천 계획 혹은 치료과정에서 생길 이득과 위험성을 분명히 인식하고 있는지 확인하자. 만일 그렇지 않다면 건강과 질병에 관한 시나리오 구축 및 합리적 의사결정 단계로 되돌아가서 다시 수정, 보완하는 작업을 거쳐야 한다.

의료진, 가족 및 코치와 함께 점검하는 방법도 있다. 브레인스토밍, 시나리오 구축 과정에서 아이디어를 제공했던 사람들이 좋겠지만 그 외의 사람들도 객관적인 조언이 가능하다. 피드백을 제공하는 사람은 건강경영전략에 관한 이해도, 현실 가능성, 건강 가치와 인생 목표의 연관성 측면에서 의사결정이 잘 이루어졌는지 검토하고, 피드백을 받은 환자는 의사결정을 수정 또는 보완하도록 한다.

질병 극복과 건강회복의 시나리오를 좀 더 구체적으로 점검하는 방법은 결과를 상상하는 것이다. 상상 속에서 건강 위기 극복에 실패한 자신을 보았다면 그 원인이 무엇인지 찾아내자. 마찬가지로 성공의 이유도 찾을 수 있다. 이렇게 찾은 성공과 실패의 원인은 질병 극복과 건강회복의 실행계획을 구체적으로 수립하고 다짐하는 데 큰 도움이 될 것이다.

의사결정 전략 4: 최적의 시나리오를 내면화하라

건강행동을 실천하거나 치료를 결정한 후에는 건강과 질병에 관한 최적의 시나리오가 구현되도록 내면화하는 과정이 필요하다. 그렇지 않다면 시나리오 구성이 잘 되었다 하더라도 현실로 구현될 수 없다.

구체적으로 가까운 미래부터 먼 미래까지 시나리오를 바탕으로 상상해보자. 앞서 시나리오 구축과 브레인스토밍 과정에서 생각했던 장단점을 구체적으로 상기한다. 이 과정에서 위기 극복과 건강회복을 통해 '내가 진짜로 원하는 것'이 무엇인지 다시 한번 자문하고 건강 시나리오를 우리 자신에게 '의미 있는 언어'로 전환하도록 한다. 건강 시나리오에서의 의미 있는 언어란 단순히 건강행동의 실천 여부에 따른 결과를 건강 회복이나 건강 악화만으로만 표현해 보는 것이 아니라 내 삶에서 소중하게 생각하는 일들에미치는 영향에 대해서도 생각해 보는 것이다.

예를 들면, 규칙적인 운동을 통해 건강을 회복해 가족들과 해외여행을 가는 계획을 세웠다고 하자. 3개월 혹은 6개월 동안 꾸준히 운동해서 건강을 회복하게 되면 행복한 해외여행을 갈 수 있겠지만, 그렇지 못하고 운동을 계속 미루게 되면 6개월 뒤에도 해외여행을 갈 수 없게 되어 자신만이 아니라 가족들도 실망하게 될 것이다. 그러므로 건강을 위해 규칙적인 운동을 하는 경우 혹은 반대로 운동을 소홀히 할 경우에도 가족들과 해외여행을 떠나는 즐거운 계획을 구체적으로 상상해볼 필요가 있다.

또한 건강 위기 극복 수기는 우리에게 '저들도 해냈는데, 나도할 수 있다'는 자신감을 심어줄 수도 있다. 질병위기 극복 수기를참조해 최적의 시나리오를 내면화해 자신감에서부터 시작해 질병치료를 성공적으로 마치고, 긍정적인 성장을 해나가는 데 도움을줄 수 있다.

포기하지 않고 건강을 꿈꾸는 실천 방법
-계획 전략 3가지

계획 전략 1: 감정을 자극해 내재적 동기를 부여하라

50대 초반의 A씨는 흡연, 비만, 당뇨 전단계, 고혈압, 고지혈증, 심장관상동맥 경화, 대장 선종, 경증의 우울증 등 10개 이상의 문제를 진단받은 환자였다. 그는 한 달에 한 번 외래로 방문하여 건강 코칭을 받았는데, 넉 달 후인 네 번째 만남에서야 유의미한 검사 결과가 나타났다.

"오늘 검사 결과가 아주 좋습니다. 한동안 꿈쩍도 하지 않던 혈당 수치나 혈압이 정상범위에 가깝게 나왔어요. 요즘 운동을 꾸준히 하고 계시죠?"

환자의 건강관리 노력은 단 한 번의 혈액검사로 알 수 있다. 거짓말은 절대 통하지 않는다. 첫 진단 후 몇 달 동안 건강 상태에 변화가 없던 그는 표정도 훨씬 밝아진 모습이었다.

"그땐… 이게 사는 건가 싶어서 운동도 하는 둥 마는 둥 그랬습니다. 식이요법이랍시고 좋아하는 국수나 고기도 멀리하고, 술이나 담배는 아예 입에 못 대니까 사는 재미가 없더라고요."

A씨는 다시 건강해지겠다는 일념으로 시작한 식이요법에 삶의 질은 오히려 엉망이 되었다고 생각했다. 아내 몰래 좋아하는 음식들을 먹는 날도 있었다. 그런 그를 변화시킨 것은 아내의 한마디 말이었다.

"어느 날 집사람 때문에 정신이 퍼뜩 들었습니다. 전 엉망진창으로 살고 있는데, 아무것도 모르고 아내가 칭찬을 하더라고요."

"칭찬을요?"

"네. 운동을 그렇게 싫어하더니, 제게 그런 끈기가 있는지 몰랐다는 거예요. 제가 먼저 죽고 없으면 혼자 어떻게 살까 무서웠는데, 이제 걱정하지 않는다면서 건강해지면 연애할 때처럼 둘이 손 잡고 여행을 가자네요."

A씨는 자신의 건강 위기가 가족들에게도 위기일 수도 있다는 것을 깨달았다. 아내와 오래 함께하고 싶어서라도 반드시 건강을 되찾겠다고 다짐한 그는 1년도 채 안 되어 건강을 되찾았다. 그로부터 수년이 지난 현재까지 건강 습관을 잘 유지하고 있으며, 건강해진 만큼 외래 진료도 3개월에 한 번 방문하고 있다.

이처럼 건강한 삶의 의미를 발견하는 순간, 우리는 이를 향한 내재적 동기가 유발되어 역동적인 힘으로 작용하는 것을 실감할 수 있다. 가치 있는 삶의 추구나 의미 있는 기여 등 내면의 열정이 건강 위기를 극복할 힘이 되는 것이다. 건강을 되찾는 일에 소극적이었던 A씨가 겪은 변화에도 바로 이런 비밀이 숨어 있다.

굳이 이런 변화를 이끄는 칭찬의 한마디가 아니더라도, 사랑하는 사람들의 리스트를 작성해보는 방법도 있다. 가족, 연인, 친구 등 사랑하는 사람들의 리스트를 작성하는 동안 좋은 추억을 떠올리게 된다. 나의 건강 위기 극복이 사랑하는 사람들에게까지 큰 선물이 될 수 있음을 인식한다면 훨씬 강력한 동기를 얻을 수 있다.

내재적 동기를 자극하는 구체적 방법

- 과거의 성공 경험을 회상하여 당시의 기분을 만끽하고, 자신감을 북돋아 미래의 성공스토리로 만들어본다.
- 가족과 친지, 지인, 친구, 직장 동료, 의료진 등의 격려와 응원
- SNS를 통해 커뮤니티를 만들고 환자의 건강계획과 경험을 공유하여 실천에 동참하기(함께 운동하기, 함께 건강 식단 즐기기 등)
- 실천 계획이나 요령을 냉장고나 출입문, 텔레비전 옆에 붙여 두기(단순히 실천내용만을 적어 두기보다는 "왜냐하면"처럼 자신의 의미를 부여하거나 실천했을 때의 건강 가치 값이나 효과 배수를 함께 적어 두기)
- 환자 배려와 노력 인정하기(식이요법 중인 환자 앞에서 금지 식품 즐기지

않기, 환자에게 부정적인 언어 사용하지 않기, 환자의 건강 상태를 비난하지 않기, 환자의 작은 노력에도 칭찬하기 등)

· 건강행동을 실천한 다음에 좋아하는 일 하기(재미있는 드라마를 보기 전에 부모님이나 자식에게 전화하기, 커피를 마시기 전에 계단을 3번 오르내리기 등)

계획 전략 2: 실행목표의 기본 원칙을 지켜라

1) 구체적이고 측정 가능한 계획

'매일 운동한다, 체중을 줄인다'와 같은 모호한 목표만 세울 것이 아니라 그 목표를 성취할 수 있는 구체적이고 측정 가능한 계획을 세워야 한다. 최근 스마트폰이나 스마트워치의 보급으로 측정 가능한 효율적인 운동이 가능해졌다. 걷기, 뛰기 등 운동량이나 혈압과 심전도를 측정하는 헬스케어 기능도 있으므로 손쉽게 활용할 수 있다.

예1) 매일 운동하기

→ 매일 퇴근 후 저녁 7시에 집 앞 공원에서 5바퀴 달리기

예2) 체중 10kg 줄이기

→ 한 달에 2kg씩 5개월간 10kg 줄이기

→ 1주일에 500g씩 한 달에 2kg, 5개월간 10kg 줄이기

예3) 혈압 낮추기

→ 운동을 하면서 매일 혈압을 체크하고 기록해 130/80 이하로 낮출

수 있는 방법 찾기

2) 나의 강점과 연관된 계획

누구나 자신만의 장점이 있다. 이를 반영한 계획은 건강계획의 효

율을 높이고, 지치지 않는 열정으로 지속할 수 있는 원동력이 된다.

예1) 수영을 할 줄 아는 사람

→ 매일 아침 1시간, 주 4회 수영하기

예2) 자전거를 탈 줄 아는 사람

→ 매일 저녁 5시부터 20km 자전거 타기 혹은 매주 주말 80km 자전거

타기

예3) '아침형 인간'인 사람

→ 매일 아침 어제의 건강실천을 점검하고 오늘 실천할 건강 일정을 점

검하기

3) 명확하고 간결한 건강 목표

목표가 너무 복잡하면, 실행하기 시작 전부터 방향성을 잃거나 사

기가 떨어진다. 특성상 복잡하다면 간결한 목표로 쪼개는 것도 한

방법이다.

예1) 땀이 많이 나는 운동을 열심히 해서 슈퍼맨처럼 건강해지자.(X)

→ 매일 1시간 걷기 운동으로 건강해지자.(O)

예2) 금주를 꼭 실천해 간 기능을 회복하자.(X)

→ 술 마시는 회식을 피하고 술 마시지 않는 모임을 갖는다.(O)

예3) 과로를 피하고 나에게 맞는 일과 삶의 균형 있는 삶을 살자.(X)

→ 화, 목, 주 2일은 무조건 저녁 8시 전에 집에 도착해 가족들과 시간을 보내자.(O)

4) 전인적 건강 목표

신체적·정신적·사회적·영적 건강 중 어느 하나라도 건강하지 못하면 문제가 생겨 건강을 온전히 회복할 수 없으므로 전인적으로 균형 잡힌 건강 목표를 세우자.

예1) 주일마다 교회에서 예배에 참석하거나 명상을 하기

예2) 유기견 보호소 자원봉사 활동하기

예3) 1주일에 한 번은 떨어져 있는 가족(부모, 자녀, 형제)에게 전화하기

계획 전략 3: 효과적인 건강계획을 위한 5가지 지침

1) 우선순위 중심으로 건강계획을 세운다

건강 위기가 오기 전에 정한 우선순위와 원칙이 있는지 자문하자. 우선순위를 구분하기 위한 기준으로는 주로 긴급성과 중요성이 가장 많이 등장하는데, 여기에 환자의 선호도를 포함시킬 수 있다. 중요성, 긴급성에 따라 우선순위를 결정하기 어려울 때는 스스로 점수를 부과하는 방법을 사용할 수 있다.

단계 1   중요성을 기준으로 그 일의 등급을 평가한다.

매우 중요하다 – 5점

꽤 중요하다 – 4점

중요하다 – 3점

별로 중요하지 않다 – 2점

전혀 중요하지는 않다 – 1점

단계 2   그 일을 끝내야 할 때를 기준으로 일의 긴급성을 평가한다.

이번 주 – 5점

이번 달 – 4점

3개월 내 – 3점

명품 건강법

6개월 내 — 2점

1년 내 — 1점

단계 3 중요도와 긴급성에서 얻은 점수를 곱한다.

예) 중요도 5점(매우 중요하다)×긴급성 4점(이번 달)= 20점

단계 4 높은 점수를 받은 항목이 우선순위가 되도록 건강계획을 세우거나 수정한다.

한 가지 목표를 하루 중의 특정 시간에 하도록 계획을 잡지 않고, 우선순위에 따라 나열하는 것이 더 효과적일 수도 있다. 예를 들어, 급격하게 나빠진 당신의 정신건강이 부부관계의 위기에서 기인한 것이라면 '우선순위 항목'은 '부부관계 개선'이 된다. 그러나 이러한 계획은 정해진 시간에 이루어지는 규칙적인 노력으로 이루어지지 않는다.

매주 토요일 점심에는 아내와 외식을 한다거나, 매일 밤 8시에 아내와 대화한다는 계획은 매우 작위적이다 못해 우스꽝스럽지 않은가. 부부관계 개선이 아니라, 자칫 이혼 도장을 갈고 닦는 아내를 보게 될지도 모른다. 형식과 내용보다 마음가짐과 의지가 중요하다.

2) 균형 잡힌 전인적 실행계획을 세운다

건강의 위기는 바로 평소에 균형 잡힌 전인적 건강을 소홀히 해서 찾아온 것이다. 위기를 극복하기 위해, 또 재발을 방지하기 위해 예전보다 더 건강해져야 함을 명심하자. 그러기 위해서는 먼저 우리의 다양한 자아를 살필 필요가 있다.

개인적 자아, 가족적 자아, 사회적 자아, 영적 자아, 육체적 자아, 물질적 자아, 여가적 자아, 직업적 자아 중에서 균형을 이루지 못하고 건강 위기의 원인이 된 것은 무엇인가. 이를 찾아 시간과 에너지를 적절히 배분해 전체적인 균형을 잡아야 한다.

개인적 자아 성장 방법
- 이미 일어난 일을 후회하기보다 새로운 일을 시작하기 위한 기회로 생각한다.
- 위기를 극복한 사람들의 이야기를 통해 용기를 얻는다.
- 매일 작은 변화를 시도하고 성취감을 높인다.
- 내가 주위에 미치는 긍정적인 영향이 무엇인지 살펴본다.
- 매일 감사한 일을 찾아 기록하거나 감사 일기를 쓴다.

가족적 자아 성장 방법
- 주말에 가족과 함께할 수 있는 여가 생활을 찾아 즐긴다.

- 1주일에 한 번은 가족(부모, 자녀, 형제)들에게 전화한다.
- 지금 이 순간 가족이 옆에 있는 것에 진정 소중함을 느낀다.
- 가정의 미래 계획을 세울 때 사랑하는 사람들과 많이 대화한다.
- 고민이 있거나 결정을 해야 할 경우 사랑하는 사람에게 적극적으로 조언을 구하고 도움을 청한다.

사회적 자아 성장 방법

- 어려울 때 나를 도와준 사람들을 도울 기회를 찾고 관계를 만들어 간다.
- 다양한 사람들과 교류할 수 있도록 커뮤니티에 가입, 적극적으로 활동한다.
- 다른 사람에게 어려움이 있을 때 믿고 기댈 수 있는 사람이 되어 준다.
- 상대편의 입장에서 생각해보고 필요한 것을 미리 찾아 돕는다.
- 힘들어하는 친구나 직장 동료에게 위로의 말을 건네는 시간을 갖는다.

영적 자아 성장 방법

- 나의 작은 재능이라도 기부와 나눔을 통한 즐거움과 행복에 대해 생각한다.
- 주말마다 교회, 성당, 절 등을 찾아 신앙생활을 유지한다.
- 어떤 신을 믿는지가 중요한 것이 아니라 어떻게 믿느냐가 중요함을 되새긴다.

'건강한 나'를 만나는 명품 건강법

- 하루 10분간 명상이나 기도를 통해 타인이 아닌 자신의 가치와 의미를 부여하는 시간을 갖는다.
- 삶에 대한 자신의 가치와 의미를 살리는 일들을 분명하게 실천해 자존감을 높인다.

육체적 자아 성장 방법

- 운동은 식사, 양치질과 같이 일상적인 일 중의 하나라고 생각하며 실천한다.
- 고기보다는 채소와 과일을 선택하는 등 균형 잡힌 건강한 식사에 신경 쓴다.
- 건강을 생각해 가능한 한 금주를 하거나 절주를 한다.
- 절대 금연할 뿐만 아니라 간접 흡연할 수 있는 환경을 피한다.
- 의사가 권한 일정에 따라 건강검진을 받는다.

물질적 자아 성장 방법

- 일상생활에서 불편함을 느끼지 않는 체력을 갖추고 유지한다.
- 지나친 소유에 집착하기보다는 작은 것이라도 의미 있는 물건들을 적절히 소유한다.
- 인간적 매력을 느낄 수 있도록 외모를 갖추고 말과 행동을 한다.
- 나이보다는 자신을 스스로 젊다고 느낄 수 있도록 노력한다.

· 노후에도 독립적으로 생활할 수 있도록 자산을 마련한다.

여가적 자아 성장 방법

· 규칙적으로 여가 활동을 하기 위한 시간을 만든다.
· 직장생활, 사생활, 취미생활의 균형이 잡힌 계획을 세운다.
· 휴식하는 시간에는 복잡한 생각을 완전히 털어버리고 충분히 쉰다.
· 여가시간을 가질 충분한 자격이 있음을 명심한다.
· 정기적으로 여행하면서 자신을 돌아볼 시간을 갖는다.

직업적 자아 성장 방법

· 직업은 경제적 수단으로서만이 아니라 자아실현의 장이라 생각한다.
· 자신의 가치관과 일치하는 직장을 갖도록 노력한다.
· 한 번에 많은 일을 끝내려는 욕심보다는 흥미와 재미를 추구한다.
· 주어진 일이라도 의미를 부여해 가치 있는 일로 승화시킨다.
· 일을 통해 자신이 성장하고 있는지를 점검한다.

3) 쉬운 것부터 시작하는 건강계획을 세운다

58세 남성 Y씨는 고지혈증과 골다공증을 앓고 있어 3개월간 건강 코칭을 받았다. 그가 세운 5년 뒤의 건강 목표는 더욱더 활기차게 자신의 사업에 열중하고, 가족들과 여행을 떠나는 것이었다. 1년 뒤의 건강 목표는 '콜레스테롤 정상화'와 '근력 증대', '골밀도 정상화'로 세웠다. 또한 목표를 달성하기 위해 활용할 수 있는 자신의 강점은 '매사에 도전적으로 목표를 달성하는 것'이라 했다.

1. 운동하기: 아침, 저녁 스트레칭 체크하기,
   헬스클럽 토·일요일 2회 필히 이용하기
2. 휴식, 수면: 퇴근 후 휴식하기, 23시 전에 취침하기
3. 약 복용: 갈슘 약 2~3회 / 일 규칙적으로 먹기
4. 매일 다른 사람에게 친절 베풀기
5. 회식을 줄이고 채소류 섭취 늘리기

그는 구체적으로 다음과 같은 실천 계획을 세웠으며, 미루지 않고 쉽게 실천할 수 있는 계획으로는 숙소에 있는 헬스클럽에서 운동하기를 꼽았다.

건강계획은 자신의 실제 상황과 실현 가능성을 고려하여 세워야 한다. 비만인 사람이 다이어트를 위해 1일 1만보 걷기운동을 하겠다면 가능한 일일까? Y씨가 가장 손쉽게 지킬 수 있는 계획으로 '헬스클럽에서 운동하기'를 지목한 이유는 회사 숙소에 있어서 접근이 용이했기 때문이다.

자신이 세운 계획이 처음에는 이룰 수 있는 이상적인 희망처럼 느껴질 것이다. 그러나 막상 건강 실행단계에 들어섰을 때 '내가 무리한 계획을 세웠구나.'라고 실감하며 좌절하게 되고, 이는 곧 실패로 이어질 수 있다. 따라서 목표치를 낮춰 작은 성공을 반복해서 이루고, 점점 목표치를 높여 새로운 도전의 성공을 만끽하는 것이 바람직하다.

4) 항상 점검하고, 항상 보완하라
모든 건강계획의 과정에서 실행계획이 잘 지켜지고 있는지, 목표를 얼마나 달성하고 있는지 등을 확인한 후 점검하고 보완하자. 구체적인 점검 방법으로 다음의 세 가지를 추천한다.

첫째, 건강실천 체크리스트를 만들어 위기 극복과 건강회복을 위한 실행계획을 점검하고, 각 항목별로 건강계획이 구성되었는지 자가 체크한다. 생략된 항목이 있다면 필요 여부를 판단하여 보완할지 말지 결정한다. 반드시 반영되어야 할 필수항목은 별도로 강조하는 것이 좋다.

둘째, 환자는 자신의 건강회복 목표나 계획을 맹신할 수 있다. 제3자의 객관적이고 올바른 판단과 조언은 이를 바로 잡아 현실적인 계획으로 수정하는 것을 돕는다. 우리 자신의 건강상태, 건강행동실천, 건강경영전략 등에 대한 평가를 가족이나 건강코치에게 맡기거나 건강스캐닝을 받아보는 것도 도움이 된다.

　　셋째, 다음 중간 점검을 계획하라. 위기 극복과 건강회복의 건강계획을 지속적으로 점검할 수 있도록 환경을 조성할 필요가 있다.

5) 로드맵으로 건강계획을 가시화하고 내면화하라

첫째, 이루고 싶은 최종목표와 실행목표를 떠올리고, 현재 위치에서 그곳까지 이르는 위기 극복과 건강회복 과정을 마음속으로 그려본다.

　　둘째, 최종목표와 목표 달성 연도 및 날짜를 기입한다.

　　셋째, 목표에 달성해 나가면서 반드시 거쳐야 할 중간목표 등을 기입하도록 한다. 달성 과정에서 예상되는 문제를 적어보고, 그에 대한 대비책도 기입한다. 마음속에 그린 꿈을 한눈에 알아볼 수 있도록 시각화하는 데 목적이 있으므로 너무 완벽하게 그릴 필요는 없다.

　　넷째, 건강코치, 가족 및 주변인들에게 공유하자. 우리 자신의 계획과 행동에 더욱 책임감과 사명감을 갖게 될 것이고, 이는 실행을 위한 촉진제로 작용할 수 있다. 가족이나 친구, 환우모임 동료나 전문적인 건강코치와 건강계획을 공유하고 지속적으로 점검을 받는 것도 도움이 된다.

건강경영 로드맵

1년 장기 목표를 작성해보세요. 현재 상태와 1년 후 목표를 먼저
작성한 후, 그에 도달하기 위한 중간목표를 설정하세요.

시 작 일 : ___년 ___월 ___일
나   이 : ___세
현 재 상 태 :

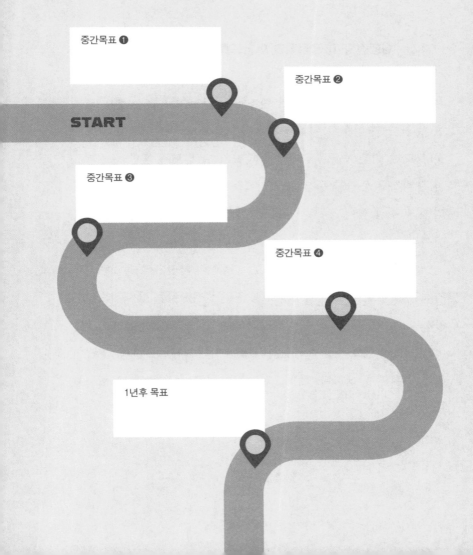

중간목표 ❶

중간목표 ❷

START

중간목표 ❸

중간목표 ❹

1년후 목표

성공하는 건강 목표를 위한 키포인트 －실행전략 10가지

실행전략 1: 긍정적인 마인드로 몰입을 경험하라

보어아웃 bore out 이란 지루하고 단조로운 일로 의욕을 상실한 상태를 말한다. 환자들도 치료과정에서 고통으로 무기력해져 보어아웃 상태에 빠질 수 있다. 이를 방지하기 위해 모든 불안과 걱정들을 잠재우고 몰입할 수 있는 취미활동이나 운동이 필요하다. 환자의 삶의 질을 높이고 건강 위기 극복에도 매우 긍정적인 영향을 줄 것이다.

마찬가지로 치료를 받을 때도 긍정적인 마인드로 몰입한다면 자신을 짓누르고 있는 질병과 고통을 정신적으로든 육체적으로든 이겨낼 수 있으며, 오히려 질병 이전보다 더 건강해질 수 있다.

현재의 치료과정에 몰입하기 위해서는 '과거는 과거일 뿐'이라는 인식이 필요하다. 테니스나 탁구, 골프 등 새로운 스포츠를 처음 배울 때를 떠올려 보자. 초보인 당신은 유능한 코치로부터 테스트를 받은 후, 자세와 움직임, 타점, 방향 등을 조언받아 연습하며 실력이 향상되는 경험을 할 것이다. 그러나 안타깝게도 그 경험은 지속되지 않는다. 이유는 단순하다. 자신도 모르게 과거의 습관이 되살아나기 때문이다.

건강도 마찬가지다. 과거 인식과 태도, 잘못된 건강 습관과 삶의 패턴, 패러다임에 대한 집착을 버리지 않는다면, 목표로 정한 건강 위기 극복과정 중에 슬럼프를 겪을 수밖에 없다. 이들을 찾아 개선하려면 명확한 목표에 대한 점검과 수정을 거치는 과정에 집중하고 몰입해야 성공적으로 극복할 수 있다.

미국의 긍정심리학 대가인 미하이 칙센트미하이가 말하는 몰입의 체험과 독일의 의사이자 코미디언인 에카르트 폰 히르슈하우젠이 그의 저서 《행복은 혼자 오지 않는다》에서 말한 몰입이 깨진 상태인 몰입 브레이크의 특성을 다음과 같이 정리할 수 있다.

몰입 체험의 특성	몰입 브레이크의 특성
명확한 목표 의식	불분명한 목표
재미와 즐거움	흥미를 상실하고 지루하다고 느낌
주의 집중	주의력을 상실하고 잡다한 일에 집착
근심, 걱정의 소멸	자신의 능력을 벗어난다는 느낌
빠른 시간 경과의 체감	타인을 의식함
빠르고 명확한 피드백	항상 능력 이상의 요구를 느낌
통제할 수 있다는 느낌	자기 만족을 느끼지 못하거나 즉각적인 칭찬을 받지 못함

실행전략 2: To Do List로 시간을 경영하라

은퇴자인 65세 남성 H씨는 신장 172cm에 몸무게 82kg, 체질량지수$_{BMI}$가 27kg/m^{2}로 비만이었으며, 만성 폐쇄성 폐질환을 앓고 있다. 그는 건강의 원칙과 목표에 초점을 둔 시간 경영을 하기로 마음먹었다. 시간을 낭비하지 않고 효율적으로 관리하여 건강을 빠르게 회복하기 위해서였다. 그의 하루 일정을 살펴보면 다음과 같다.

H씨의 하루 일정

오전 06:00	기상, 혈압 체크, 아침 식사
오전 07:00	사무실 출근(업무 또는 일이 없을 시 아침 기도 후 성경 공부)
오전 10:00	사무실에서 스타크래프트 게임
정오 12:00	점심 식사
오후 01:00	무엇을 고치거나 옆 사무실 일을 도와주기도 한다.
오후 04:00	업무 마감
오후 05:00	퇴근 후 시민공원에서 운동 1시간
오후 06:00	귀가, 식사 후 TV 보기
오후 09:00	혈압 체크 및 취침

H씨가 작성한 일정을 토대로 시간이 낭비되고 있는 곳은 없는지

살폈다. 그는 게임이 치매를 예방해줄 것으로 기대했다. 그러나 건강코치의 시각에선 오전 시간의 대부분을 게임으로 소비하는 것이 바람직해 보이지 않았다. 더구나 장시간 컴퓨터 앞에만 앉아 있는 습관은 운동 부족의 원인이 되므로 신체 건강에 이로울 수 없다.

그의 식사 시간에도 문제가 있었다. 시간 낭비는 아니었지만, 5분이라는 짧은 시간에 서둘러 식사를 마치는 식습관 때문이다. 밥을 빨리 먹는 식습관은 포만감을 느끼지 못해 과식하게 된다. 결국 이 모든 것이 그가 비만이 된 원인이었다.

H씨는 건강을 위해 체중 10kg을 줄이기로 목표를 세우고, 기존의 일정을 수정하여 'To Do List'를 작성했다. 제일 먼저 식습관을 바로잡기 위해 '천천히 여유로운 식사를 즐기기'를 실행계획에 포함했다. 또한 낭비되고 있는 게임 이용 시간을 줄여 유산소 운동인 '자전거 타기'를 하기로 약속했다. 그 외에도 주 3회 1시간씩 공원 걷기, 출퇴근 시간에 20분씩 걷기, 시민공원에서 가벼운 운동을 하는 것으로 실행계획을 보강했다.

H씨의 To Do List

· 월·목·토 주 3회 1~2시간 자전거 타기
· 화·수·금 주 3회 오후 5시부터 6시까지 1시간 공원 걷기
· 출퇴근 시간에 왕복 20분 걷기

· 틈틈이 시민공원에서 가벼운 운동하기

건강 위기 극복을 성공리에 마치고 싶다면 H씨처럼 '주간 계획' 혹은 '일일 실행일지'와 'To Do List'를 작성해보자. 그날의 일과와 계획한 일정을 살펴 낭비되는 시간을 줄임으로써 효율적으로 시간을 경영하는 것이 가능해진다.

실행전략 3: 효율적으로 에너지를 경영하라

신체적 혹은 정신적 에너지가 고갈되는 순간, 환자는 실행해오던 건강 습관들을 지속할 힘을 잃게 되어 건강 경영의 균형이 흐트러지게 된다. 따라서 자신의 에너지 경영방식을 철저하게 점검하고 효율적으로 경영해야만 질병 극복과 건강회복 과정을 견딜 수 있다.

2012년 우리 연구팀은 질병으로 인한 피로감을 완화할 수 있도록 에너지를 효율적으로 경영하는 전략 'ECSI Energy Conservation Strategies Inventory'를 개발한 바 있다. 환자의 에너지 상태를 점검하고, 적절한 방법을 채택해 재충전할 수 있도록 도와준다.

에너지 보존 전략 지표 Energy Conservation Strategies Inventory

다음 문항들은 여러분의 피로에 영향을 미칠 수 있는 에너지 보존 전략을 알아보기 위한 질문들입니다. 아래의 항목을 하나하나 읽어보시고 지난 일주일 동안 자신의 활동 내용과 가장 가까운 답에 체크해 주십시오.

		매우 그렇다	꽤 그렇다	약간 그렇다	전혀 그렇지 않다
1	어떤 일을 하기 전에 일의 과정, 절차, 시간 배분에 대해 계획을 세운다.	④	③	②	①
2	해야 할 일의 우선순위를 결정한다.	④	③	②	①
3	구매하기 전 사야 할 물품의 목록을 작성한다.	④	③	②	①
4	규칙적으로 생활한다.	④	③	②	①
5	밤에 잠자는 것에 방해 되지 않을 정도로 잠깐의 낮잠을 잔다.	④	③	②	①
6	에너지 소모가 많은 일은 되도록 피한다.	④	③	②	①
7	꼭 필요하지 않은 일이나 절차들은 가능한 생략한다.	④	③	②	①
8	무거운 물건을 들거나 옮기는 일은 피한다.	④	③	②	①
9	활동할 때 좀 더 효율적이고 편안하게끔 자세를 변경한다.	④	③	②	①
10	등받이와 팔걸이가 있는 편안한 의자를 이용한다	④	③	②	①
11	착용하기 편리하고 편안한 의복과 신발을 사용한다.	④	③	②	①
12	자신의 리듬에 맞게 일과 생활을 조절한다	④	③	②	①

'건강한 나'를 만나는 명품 건강법

13 일과 휴식을 적절히 고려하여 하루 중에 휴식의 시간을 포함시킨다.	④	③	②	①
14 피로가 심할 때 음악 감상, 명상 등을 하며 휴식을 취한다.	④	③	②	①
15 즐기면서 할 수 있는 활동을 주로 한다.	④	③	②	①
16 가끔 일상적인 생활을 벗어나 자연을 접한다.(산책, 등산, 여행 등)	④	③	②	①
17 항상 여유 있는 마음으로 생활한다.	④	③	②	①
18 한 번에 한 가지 일을 한다.	④	③	②	①
19 사람들이 많이 붐비는 시간대는 가능하면 피하여 활동한다	④	③	②	①
20 내가 관여할 일 이외의 것에 대해 신경 쓰는 것을 줄인다.	④	③	②	①

실행전략 4: 건강 습관을 만들기 위한 행동계기를 설정하라

뉴욕대학교 심리학 교수 피터 콜비처 Peter Gollwitzer 는 두 그룹의 학생
들에게 리포트를 제출하면 추가 점수를 주는 실험을 했다.[*] 리포
트의 내용은 지난 크리스마스 이브에 한 일을 적는 것으로 제출 시
한은 12월 26일이었다. 첫 번째 그룹의 학생들은 전체의 33%만 리

● Gollwitzer, P. M. (1999). Implementation intentions: Strong effects of simple plans. American Psychologist, 54, 493-503.

포트를 제출했다. 크리스마스 휴일에 리포트를 작성하기란 쉬운 일이 아니었을 것이다.

두 번째 그룹은 75%의 학생들이 리포트를 제출했다. 첫 번째 그룹에 비교하면 매우 놀라운 결과였다. 그런데 이들에겐 비밀이 숨어 있다. 콜비처 교수가 사전에 매우 특별한 팁을 알려주었는데, '크리스마스 아침, 기상 직후 책상에 앉아 우유를 마시며 리포트를 작성한다'고 미리 계획을 세우게 한 것이다. 이것이 바로 리포트를 쓰게 한 마음속의 계획인 '행동 계기 action trigger'다.

이처럼 특정한 상황이 되었을 때 미리 정의해놓았던 행동을 하는 '즉각적 습관'은 자동으로 행동을 유발하여 변화를 일으키는 좋은 방법이다. 새로운 건강 습관을 만들고자 하는 우리도 즉각적 습관의 도움을 받을 수 있다. 우선, 콜비처의 학생들이 그랬듯 행동 계기가 필요하다. 다음의 표를 참고하여 각자의 행동 계기를 계획하자.

'건강한 나'를 만나는 명품 건강법

자신이 정한 건강 습관의 내용과 목표치 및 실천율 점검
예: 채소 위주 식사, 하루 30분 이상 운동, 체중 재기 등

↓

 매일 혹은 주기적으로 반복하는 행위일지 작성
예: 쓰레기 버리기, 재활용 분리수거, 엘리베이터 이용,
점심식사, 출퇴근, 화장실 이용 등

↓

❸ ❶의 건강 습관 점검에서 부족한 부분을 찾고,
❷의 행위일지에서 반영할 수 있는 항목을 찾는다.

운동량이 부족할 때
· 쓰레기 버리기 및 분리수거
  쓰레기를 버릴 때 곧장 집에 돌아오지 않고, 아파트 주변을 산책한다.
· 출퇴근 및 외출 시
  엘리베이터 대신 계단을 이용한다. 자차보다 대중교통을 이용한다.
  직장이나 집 근처 정거장보다 1~2개 이전 정거장에서 미리 내려서 걸어가기
· 장보기
  가까운 거리의 마트는 걸어서 이용한다.

식습관 개선이 필요할 때
· 장을 볼 때마다 상추, 오이, 당근, 토마토 등 채소를 충분히 구입하여
  먹기 좋게 썰어 냉장고의 눈에 띄는 곳에 넣어 둔다.
· 서두르지 않고 천천히 식사하기 위해, 식탁에 앉을 때 TV를 켜 뉴스를 시청한다.
· 탄수화물(밥, 빵)보다 채소와 단백질 위주의 식단을 꾸미되, 이를 먼저 섭취한다.
· '채소를 먹는 시간' 스티커를 냉장고 문에 붙여 두어,
  식사할 때 채소를 먼저 먹는 것을 잊지 않도록 상기한다.
· 외식을 할 때도 먼저 샐러드나 채소 반찬을 추가로 주문한다.

실행전략 5: 장애요인을 극복하기 위한 전략을 세워라

기관지 천식을 앓고 있는 45세 남성 C씨의 '건강을 회복해 봉사하기'를 인생 목표로 정하고, '하루 세 번 규칙적인 식사 및 채소 위주의 식단, 물 많이 마시기', '하루에 3회 이상 하늘 바라보기', '하루 한 번 흡입제 잊지 않기', '매일 퇴근 후 스포츠센터에서 1시간씩 운동하기' 등의 실천 계획을 세웠다. 그러나 근무시간이 탄력적이라 정해진 시간에 규칙적인 운동을 하거나 식사를 하는 일이 불가능하여 계획의 변경이 필요했다. 그는 새 계획대로 매주 5km 걷기에 성공했고, 체중 2kg 감량도 달성했다.

건강계획을 실천하려고 다짐해도 여러 장애를 만날 수 있다. 경제적 여건, 물리적 환경, 사회적 조건 등의 외부적인 요인들과 의지 부족, 동기 약화 등의 내부적인 장애도 있다. 자전거를 타려던 계획이 갑작스레 내리는 비로 불가능해질 수도 있고, 바쁜 업무로 시간이 부족하거나 C씨처럼 불규칙한 출퇴근 시간이 걸림돌이 되기도 한다. 또한 환경요인에 아무런 문제가 없더라도 의지 부족, 끈기 부족, 절제력 부족, 나이로 인한 체력 부족 혹은 건강실천을 귀찮게 생각하는 심리 등 피할 수 없는 장애 요인들이 많다. 중요한 것은 이를 파악하고 계획을 수정하여 건강 습관을 완성하려는 노력이다. 미래의 생존은 현재의 변화 여부에 달려 있다. 건강 위

실천 계획 변경 전	장애요인	실천 계획 변경 후
퇴근 후 스포츠 센터에서 1시간씩 운동하기	더위, 추위, 비바람 등 날씨나 탄력적 근무환경으로 생활이 규칙적이지 않음	• 실내 자전거 등 운동기구로 집에서 운동하기 • 탄력적 근무환경에 맞춰 여유 시간에 인근 공원에서 걷기(매주 5km) • 출퇴근 시 자전거 이용하기
규칙적인 식사 및 채소 위주의 식단		• 인스턴트 음식 배제하고, 채소 위주로 • 가능하면 집에서 식사하기 • 채소를 미리 충분히 구입하여 씻은 후 먹기 편하게 냉장고의 눈에 띄는 곳에 넣어 두기

기 상황에 빠진 지금, 장애요인을 극복하지 않고 현실에 안주한다면 건강 운명은 달라지지 않는다.

실행전략 6: 건강 위기 재발에 대비하라

건강을 회복한 사람들의 일부는 질병 재발의 위험과 지속적인 관리의 중요성을 잊고 흡연, 과음, 비만, 운동 부족, 불균형한 식사 등 과거의 나쁜 건강 습관으로 돌아가는 경우가 있다. 그러나 질병의 원인이었던 요인은 질병 치료로 사라진 것이 아니다. 여전히 영향을 미치고 있으며, 건강을 회복했어도 건강 습관이 유지되지 않는다면 다시 재발할 수 있다.

암 환자의 경우, 치료가 끝나고 완치되었어도 숨어 있는 암세포가 재발을 일으키기도 한다. 재발을 막기 위해 항암치료를 해도 암세포들이 살아남을 수 있으며, 사용한 항암제에 저항력이 생겨 더 치명적이다.

만성질환인 고혈압 고지혈증, 당뇨도 약물치료로 정상 수치를 유지한다고 치료를 끝내면 금방 다시 수치가 올라가게 된다. 또한 만성질환을 앓는 동안 혈관이나 심장, 뇌, 콩팥 등이 손상되어 겨우 버티는 상태로 유지되는 일도 있으며, 아무런 증상이 없어 매우 위험하다.

그나마 다행인 것은 심장 CT 스캔이나 경동맥 초음파, MRI/MRA 검사 등으로 조기에 발견할 수 있다는 점이다. 특히 심장 CT 스캔을 통해 관상동맥들의 협착 상태를 간접적으로나마 미리 알 수 있고, 적극적인 치료를 한다면 사전에 어느 정도 심장마비를 예방할 수 있다.

질병은 첫 발병이건 재발이건 예방이 최선이다. '나는 이제 건강하다'는 위험한 착각과 자만은 금물이며, 언제든 또 다시 건강 위기가 닥칠지 모른다는 인식으로 미리 대비책을 마련하는 지혜를 발휘해야 한다. 건강 위기를 잘 극복했더라도 자신의 건강 상태를 수시로 살피고, 건강 악화나 질병 재발을 유발하는 요인들과 건강 위기 조기 신호를 미리 알아두어 대비하자.

질병 재발 방지 수칙

· 건강 습관 개선에 따른 건강자산가치 평가와 선물하기

· 건강의 의미와 가치 되새기며 동기 강화

· 정확한 날짜에 잊지 않고 정기검진 하기

· 만성질환 환자의 경우, 규칙적인 투약의 지속성 유지

· 안심하지 않고 늘 경계심 갖기

· 주기적으로 건강 상태 확인 및 건강코치와 상담하기

4대 만성질환들의 발병 및 재발 위험 신호

암	· 평소와 다른 통증이나 피로감이 1주일 이상 지속
	· 이유 없이 수개월간 지속되는 체중감소
	· 1cm 이상의 딱딱하게 만져지는 혹이 새로 생김
	· 위장 장애나 대소변 습관의 변화
당뇨병	· 이유 없이 수개월간 지속되는 체중감소
	· 급격한 혈당 증가
	· 평소와 다른 잦은 배뇨와 소변량 증가
	· 평소와 다른 피로감이 지속
고지혈증	· 대부분 무증상이므로 주기적인 검진으로 예방하자.
고혈압	· 별명이 '조용한 살인자'일 만큼 나타나는 증상이 없다.

실행전략 7: 작은 성공과 보상을 유지하라

나 역시 나이가 들수록 근육들이 점점 쇠퇴해가는 것이 느껴진다. 흐르는 세월 앞에서 아무것도 하지 않은 채 당연하다는 듯 노화를 받아들이는 것은 옳지 않다. 나는 건강을 위해 수십 년 동안 하지 않았던 팔굽혀펴기 운동을 하기로 마음먹었다. 목표는 30개. 그러나 10개를 넘기기가 쉽지 않았다. 계획을 수정했다. 한 번에 '팔굽혀펴기 30개'가 아니라 '10개씩 1일 3회'였다.

실행계획이 수정되자, 어렵지 않게 최종목표인 '30개'를 채울 수 있게 됐다. 더욱 기쁜 것은 한 번 시도에 10개를 할 수 있던 실력이 30개까지 늘었다는 사실이다. 다시 목표를 조정하여 30개씩 3번을 하게 되었고, 현재는 1회 시도에 50개씩 일일 4회를 하고 있다. 만일 내가 처음부터 일일 200개를 하겠다는 목표를 설정했으면 성공할 수 있었을까?

질병 치료와 건강회복과정에서의 성공은 그 자체로도 환자에게 큰 동력이 되는 중요한 경험이다. 반면 잦은 실패와 실행계획 미이행은 지속적인 실천을 방해하고 동기를 갉아먹는 요소다. 내가 끝까지 무리하게 목표를 채우려 했다면 결국 실패하고 낙담했을 것이다. 그러나 목표를 낮추어 성공을 경험하고, 다시 또 목표를 조정하여 결국 하루 200개라는 결과를 얻게 되었다. 이와 비슷한 사례로 환자들의 금연 성공 사례를 들 수 있다.

"하루 7개피로 줄이실 수 있습니까?"

"네. 충분합니다."

건강을 위해 새해 목표로 금연을 외치는 사람이 많다. 물론 대개 작심삼일로 끝나 안타깝다. 건강코칭을 받던 한 환자도 마찬가지였다. 나는 이미 최종 목표인 금연에 수차례 실패한 그에게 하루 7개피라는 중간목표를 설정하게 했다. 흡연자들의 대부분은 하루에 피울 수 있는 담배의 양을 미리 정하지 않고 무의식적으로 흡연하는 경우가 많다. 그러나 목표치를 정하면 의식적으로 담배의 개수를 헤아리게 되어 흡연량을 조절하기 쉬우며, 그 과정에서 자신감을 얻게 되고 건강도 좋아지는 것을 체감하게 된다. 또한 중간목표를 달성한 후 다시 목표치를 조절하여 최종적으로 금연에 이르게 된다.

환자는 어떤 계획이든지 실천에 옮기고, 성공했다는 자신감을 유지하는 것이 중요하다. 이를 위해 필요한 것이 앞서 말한 실행계획을 작은 단위로 세분하는 일이다. 실행단위를 쪼개는 것은 거대하고 큰 실행목표에 도달하기까지 중간목표를 세우는 것과도 일맥상통한다.

이렇게 성공을 이루는 순간마다 작은 보상을 제공하는 것도 도움이 된다. 보상은 반드시 물건이어야 하거나 다른 사람이 해줘야 하는 것은 아니다. 자신에게 작은 선물을 한다든지, 스스로 칭찬을 할 수도 있다. 가족이나 친구에게 선물을 하거나 평소 가고 싶었던 곳으로 여행을 떠나는 것도 좋은 보상이다. 또는 친구나 가족들로부터 맛있는 식사를 대접받거나 격려 카드를 선물로 받을 수도 있다.

실행 단계를 점수화하거나 실행일지에 스티커를 붙이는 것도 효과적이다. 예를 들어, 실행목표 달성 과정을 0~10 사이의 점수를 부여해 정량화할 수 있다. 어렸을 적 계획했던 바를 이룰 때마다 선생님이 계획표에 스탬프를 찍어주거나 스티커를 붙여주는 것과 같은 이치다. 우리가 목표한 바를 점수화하고 가시화하는 것은 목표점에 더 가까워졌다고 느끼게 해 실행의 동기부여가 된다.

실행전략 8: 우리를 응원하고 격려하는 지지관계를 유지하라

질병은 환자뿐만 아니라 친구, 가족, 공동체 등 주변 사람들에게까지도 영향을 끼칠 만큼 치명적이다. 인간관계는 처음 만들기보다 유지하기가 더 어렵지 않던가. 건강 위기를 극복해야만 하는 사람은 지지관계를 유지하기 위해 더 많은 노력을 기울여야 한다. 일차적 주체는 물론 우리 자신이지만 이들의 강력한 도움과 격려, 응원이 있어야만 성공할 확률이 높아지기 때문이다.

또한 건강 위기에 놓였더라도 주변 사람들에게 일방적으로 희생을 요구하거나 이해와 도움을 받기만 해서는 안 된다. 서로 도움이 될 수 있는 승-승적 패러다임의 전략적 사고와 혼자만의 싸움이 아니라 지지그룹 전체의 싸움이라는 인식이 필요하다.

특히 환자들은 자신으로 인해 주변 사람들이 힘들어한다는 사실에 죄책감과 미안함을 느낄 때가 많다. 이러한 마음은 외부의 도움이 필요한 상황에서 위축되고 소극적인 태도를 보이게 한다. 환자가 도움을 요청하는 것은 당연한 일이다. 사랑하는 사람들이 그들의 사랑을 표현하고, 도울 기회를 주어야 한다.

건강경영을 실행하는 과정에 지지관계인 그들과 정보를 공유하고 역할을 나누도록 하자. 의료진이나 건강코치를 통해 환자뿐만 아니라 지지관계의 모두에게 그들이 얼마나 도움이 되고 있는지, 환자가 얼마나 긍정적으로 변화하고 있는지를 알게 하자. 물론 건강 위기에 놓인 우리의 허락을 받아야 한다. 그들이 우리의 행동과 마음 변화에 어떻게 대응하고 지지해야 하는지 팁을 알려주는 것도 좋다.

환자의 행동과 마음 변화에 대응하는 방법
· 도와줄 일을 적극적으로 요청하기

- 중요한 일정을 챙겨주기
- 균형 잡힌 식사, 규칙적인 운동에 동참하기(함께하기)
- 작은 성공에도 칭찬하기
- 건강 위기에 '이 또한 지나가리'라는 위로의 말로 격려하기

사실, 건강 위기에 놓인 사람에게 의료진은 승-승적 관계가 되어야 할 중요한 파트너이다. 건강 위기를 극복하기 위해 의료진으로부터 도움을 받고 있지만, 의료진 역시 환자의 위기 극복과정을 통해 성취감과 보람, 새로운 경험을 얻을 수 있기 때문이다. 이런 관계는 의료진이 환자의 치료에 더욱 열정을 갖게 하는 동기가 된다. 환우회와 같은 공동체에 참여하는 것도 환자에게 큰 힘과 의지가 된다. 환우들 중에서 동일한 취미를 지닌 사람들끼리 모임을 형성하여 시간과 추억을 공유하게 하는 것도 좋다. 정기적인 모임으로 건강 위기 극복이라는 장기전을 함께 준비하며 유대감을 키울 수 있다.

실행전략 9: 체계적인 피드백 체계(시스템)를 마련하라

나는 지금까지의 모든 과정에서 피드백을 강조해왔다. 체계적이

고 지속적인 피드백이 환자가 문제점을 자각하고 스스로 해결하도록 책임감을 더해주며, 짧은 시간 안에 효과적인 결정을 내릴 수 있도록 돕기 때문이다. 따라서 자신의 결정과 행동에 대해 정기적으로 피드백을 받는 시스템을 마련하기를 추천한다. 가족이나 코치의 도움이 필요하며, 여의치 않다면 스스로 제3자가 되어 객관적인 시선으로 피드백하는 것도 상관없다.

자신의 실패나 실수를 합리화하려는 순간 그동안의 모든 노력과 시간은 낭비될 뿐이다. 피드백으로 실패와 실수의 원인을 밝히고, 반복되지 않도록 구체적인 대응책을 마련하자. 훌륭하게 수행해낸 부분에 대해서는 가치를 부여하고 칭찬할 필요가 있다. 칭찬은 또 다른 형태의 피드백이다.

실행전략 10: 스마트하게 건강을 경영하라

체계적인 피드백 시스템의 구성 조건

1. 주기적으로 '내면일기'와 '성과 체크리스트'를 작성하자.

2. 실행목표들이 인생 목표 및 건강 목표와 일치하는지 점검하자.

3. 가족이나 친구, 코치 혹은 IT 프로그램을 통해 주기적으로 피드백을 받자.

4. 미래지향적이고 긍정적인 질문을 하자.

명품 건강법

5. 간결하면서도 즉각적인 실행에 초점을 맞춘 언어를 사용하자.

6. 성과는 보상하고, 문제점은 보완하자.

디지털 세상을 살아가는 우리는 과거보다 훨씬 스마트한 건강경영이 가능해졌다. 1인 1스마트폰 시대에 모바일 어플리케이션으로 건강을 관리할 수 있게 되었기 때문이다. 이용자는 자기주도적 건강관리 앱을 이용해 자신의 속도에 따라 앱으로 정보를 얻고, 언제든지 수시로 접근이 가능하며, 휴대 전화를 통한 맞춤형 짧은 메시지 서비스, 개인별 행동계획, 인터넷 기반 모니터링 등 최적의 자가 관리를 위한 모든 구성 요소들을 이용할 수 있다. 쉽게 말하면, 지금까지 우리가 건강 위기를 탈출하거나 혹시 모를 건강 위기를 대비하여 건강을 경영할 때 필요했던 팁들이 스마트폰의 앱으로 가능해졌다는 이야기다.

앞으로는 더욱 발전된 디지털 헬스케어가 가능할 것으로 보인다. 특히 디지털 치료제 Digital Therapeutics, DTX에 대한 관심이 대단하며, 우리 정부도 많은 연구비를 지원하여 개발을 서두르고 있다. 디지털 테라퓨틱스 얼라이언스 Digital Therapeutics Alliance●의 정의에 따르면, 디지털 치료제는 의학적 장애 또는 질병을 예방, 관리 또는 치료하기

●   https://dtxalliance.org/understanding-dtx

위해 고품질 소프트웨어 프로그램이다.

언뜻 먹는 치료제가 아닌 소프트웨어만으로 질병의 치료가 가능할지 의구심이 들 수 있다. 가능한 일이다. 지금까지 이야기했듯이 건강 회복이란 치료제만이 아닌 본인 스스로의 건강관리가 필수적으로 따라주어야 하기 때문이다. 우리 연구팀이 개발한 '스마트헬싱 C' 등 디지털치료제는 환자의 치료 및 건강 결과를 최적화하기 위해 독립적으로 또는 약물, 기기, 다른 요법과 함께 사용된다. 또한 설계, 임상 검증, 유용성 및 데이터 보안과 관련된 고도화된 최상의 기술들과 실행을 통합해 환자에게 증거 기반 치료 개입을 제공한다.

건강 회복은 머나먼 긴 여정을 통해 목적지에 도달하는 장기간의 여행과 같다. 같은 거리를 이동할 때 도보와 자전거 혹은 자동차와 비행기 중에서 어느 것을 이용할 때 가장 빠르고 안전하게 목적지에 도착할 수 있을까? 진보된 세상에서 빠르게 건강을 회복할 수 있다면, 그 또한 시대가 주는 축복이라 생각한다. 스마트하게 건강을 경영하자. 만성질환으로부터 자유로울 수 없는 초고령화시대에 디지털 치료제가 건강 회복의 지름길이 될 것으로 믿는다.

어떻게 건강한 삶을 살아갈 것인가?

오래 살고 싶어 하는 것은 모든 인간의 기본적인 욕구다. 그러나 건강하지 못해 질병에 시달리며 겨우 생존하는 삶을 살아야 한다면 과연 오래 살아서 행복하다고 말할 수 있을까? 설사 재산이 많다고 해도 상황은 다르지 않다. 부와 장수도 결국 건강해야만 의미가 있다.

이처럼 건강은 우리 삶의 근간을 이룬다. 건강해야 생명 을 유지할 수 있고, 경제활동을 할 수 있으며, 사랑할 수 있어 우리의 삶이 가능해진다. 나는 이 책에서 100세 시대, 생존 건강을 넘어 명품 건강으로 가는 길을 이야기했다. 그리고 명품 건강을 얻을 수 있는 성공 공식으로 메타 건강, 건강스캐닝, 헬싱, 건강 자산이라는 새로운 패러다임을 제시했다.

인간은 이기적 존재인 동물적인 삶뿐만 아니라 사회적·정신적·영적인 차원을 포함한 전인적 삶을 추구한다. 따라서 전인적 건강은 우리의 신체적인 차원을 넘어 우울, 자살, 인간관계, 결근, 업무 역량, 생산성 등 정신적, 사회적 성과들에서도 과학적인 연관성이 있음을 이 책을 통해 보여주고자 했다.

이제 건강을 진단하고 질적 측면을 평가하는 것처럼, 삶의 질을 진단하고 가치를 평가하려는 노력이 이어져야 한다. 우리가 가진 동산과 부동산 등 금융 자산의 가치를 평가하듯이 건강자산의 가치를 금전적 가치로 평가하여 건강의 소중한 의미를 인지하고 높일 수 있다. 물론 건강자산 가치는 소득 의존성이 높기 때문에 경제적 격차에 의한 불평등이 극대화될 수 있다. 그러나 금융자산과 달리 건강자산은 개인의 노력에 따라 얼마든지 그 가치를 높일 수 있다.

각 개인이 건강에 대한 가치를 인식하고, 정신적 활동·사회적 활동·삶의 목적과 의미를 위한 활동 등으로 삶의 가치를 얼마나 향상시킬 수 있는가에 따라 달라지며 그 가능성은 무한대이다. 그렇다고 무작정 노력한다고 건강해지는 것은 아니다. 혼자서 하면 된다는 '노력의 오류' 때문이다. 무조건 열심히 노력하면 성공한다는 막연한 믿음은 엄청난 시간을 낭비할 수 있으므로 효과적인 요령과 객관적인 평가로 코칭하는 건강코치의 도움을 받는 것이 바람직하다.

모두 건강하게 오래 살려고 하지만 그렇게 해서 영위하는 삶은 무엇을 위한 삶인가? 나는 우리가 건강해야 하는 궁극적인 이유에 대한 답을 갖고 살아가고 있는지 의문이 들었다. 그래서 병원을 찾은 환자들에게 건강해서 무엇을 하고 싶은지 삶의 목표를 물었다. 그 결과 목표를 가지고 살아가는 사람들, 질병을 극복하는 꿈 너머의 꿈을 가진 사람들이 훨씬 건강할 뿐만 아니라 건강 위기가 닥쳤을 때 빨리 건강을 회복한다는 사실을 확인할 수 있었다.

나이 들면 건강이 나빠지는 것은 당연할까? 절대 그렇지 않다. 오히려 건강에 대한 더 많은 자기 훈련과 절제를 통해 더 건강해질 수 있는 시기이다. 다만, 움츠러드는 마음이 문제다. 건강에 자신감이 없어지고, 미래가 불안하며, 삶의 목표도 상실하는 등 위축된 태도는 건강을 더욱 악화시키는 이유가 된다.

이제 더 나은 나의 미래를 위해 메타 건강, 건강스캐닝, 헬싱과 건강자산으로 명품 건강을 디자인하자. 돈으로도 살 수 없는, 노력으로만 가능한 새로운 가치의 건강 개념이자 인간의 순수 노력만으로 얻을 수 있는 진정한 가치의 건강이다.

기대여명 100세 시대에는 생존 건강이 아닌 명품 건강이 필요하다. 현재 내가 어떤 건강 습관을 지니고 어떤 전략으로 건강을 운영하느냐에 따라 앞으로 내가 살아갈 30년 삶의 질이 결정된다. 나는 독자들이 이 책을 통해 궁극적으로 건강한 삶, 더 나은 삶을 위한 건강의 의의를 이해하고 명품 건강을 시도하기를 기대한다.

감사의 말

대국민조사 자료를 헌신적으로 분석해 준 덕인원의 최예니 선임 연구위원과 윤혜정 연구원에게 감사한다. 이 책이 출간되기까지 어려운 내용의 초고를 편하게 읽을 수 있도록 애써주신 황명화 작가님, 약 1년 6개월 동안 책에 대해 애정을 갖고 함께 고민하고 끝까지 편집 작업을 해 주신 배소라 실장님, 그리고 책 출간을 허락해 주신 김현종 대표님께 진심으로 감사드린다.

디지털 건강코치 스마트헬싱 C
다가올 초고령화사회를 위한 자기 주도적 건강경영전략

우리나라는 2019년에 전체 인구의 15.5%가 65세를 넘기며 '고령사회'에 접어들었다. UN은 65세 인구가 전체인구의 7%를 넘기면 '고령화사회', 15.5% 이상은 '고령사회', 20% 이상은 '초고령사회'로 정하고 있다. 지금의 속도라면 한국은 2024년에 초고령사회가 될 것으로 보인

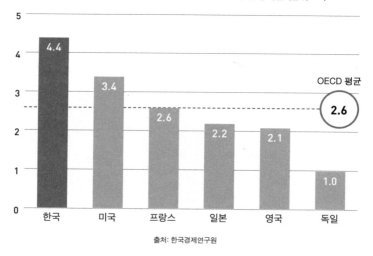

그림 1   최근 10년간 OECD국가 고령인구 연평균 증가율 (단위: %)

출처: 한국경제연구원

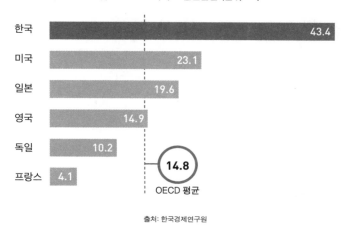

그림 2 OECD국가 노인빈곤율 (단위: %)

출처: 한국경제연구원

다. 이러한 사회적 변화는 국가적·개인적 위기를 예고한다. 우리는 이미 OECD 국가 중에서도 노인 빈곤율이 가장 높은데 의료비용 증가·세대 갈등·노인 돌봄 등 다양한 부작용까지 닥칠 예정이다.

　의사로서 특히 걱정하고 있는 문제는 의료비용의 증가다. 고령화 사회의 우리는 고혈압·당뇨 등 만성질환의 위험에 놓이며 국민의 대다수가 질병을 앓고 있는 국가로 전락하게 될 것이다. 결국 국가는 건강보험 등 사회적 비용이 증가하고, 개인은 경제적 상황에 따라 노인 빈곤과 맞물려 늘어난 기대여명만큼 불행한 삶을 살게 된다. 이미 살펴보았듯 우리는 개인의 금융자산이 건강자산과 비례하며 빈곤할수록 건강자산도 잃는 건강불평등이 발생한다는 사실을 알고 있다.

이를 감당하려면 개인도 노력해야겠지만, 무엇보다도 국가의 재정이 튼튼해야 한다. 그러나 일할 수 있는 경제인구가 낮은 출산율로 인해 감소하여 고령화사회가 되었다. 국가의 경제성장률 또한 저하되어 세수 부족이 일어나고 재정이 악화되니 쉽게 해결될 일이 아니다. 아무도 경제활동을 하지 않는 한 가정이 빈곤한 것처럼 일하는 국민이 없는 국가가 빈곤한 것은 당연하지 않은가.

그래도 천만다행인 것은 만성질환이 의료진의 특별한 처치보다 스스로의 관리가 더욱 중요한 질병이라는 점이다. 꾸준한 운동과 약 복용 등 건강한 습관을 통해 일반인과 동일한 생활을 이어갈 수 있다. 스

그림 3 '스마트헬싱 C' 개발 임상실험 내용과 결과

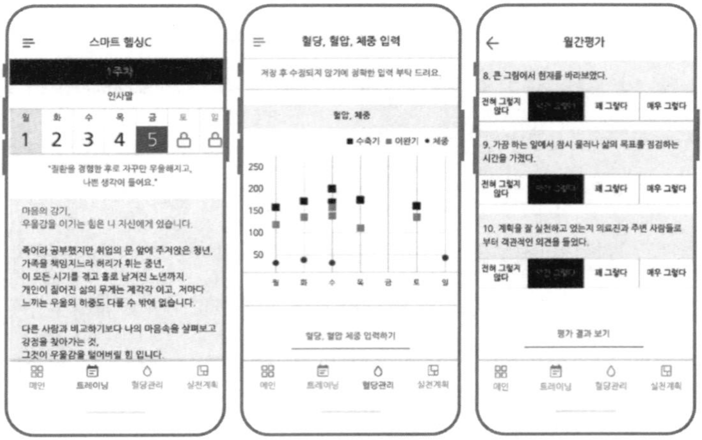

명품 건강법

스로 건강을 돌보려는 노력은 다가올 초고령화사회에 적합한 건강경영 전략이다.

나와 우리 연구팀은 오래전부터 이러한 문제를 고민하며 각 개인이 자기 주도적으로 건강을 관리할 방법을 고민해왔다. 그렇게 탄생한 것이 스마트폰을 통해 건강 코칭과 ICT 기반 디지털 코칭을 받을 수 있는 '스마트헬싱 C' 앱이다. 의지만 있다면 누구라도 자신의 건강자산을 높일 수 있도록 도와 건강 문제를 스스로 해결할 수 있다. 하지만 아무리 획기적인 아이디어와 시스템을 갖추었어도 실효성이 낮다면 의미가 없다. 우리 연구팀은 건강자산을 높이려는 국민의 기대를 만족시킬 수 있도록 2회에 걸친 임상시험을 거쳐 '스마트헬싱 C'의 완성도를 높였다.

임상시험 결과는 놀라웠다. 당뇨·고혈압·고콜레스테롤혈증 환자들이 대조군에 비해 당화혈색소(HbA1c), 수축기 혈압, LDL 콜레스테롤이 감소되는 등 만성질환 임상지표가 좋아지는 확연한 변화를 보였다. 또한 골다공증·만성호흡기질환·관절염 환자들도 건강 코칭과 디지털 코칭을 함께 받은 그룹에게서 3개월 후 자기경영 역량과 신체활동 정도가 모두 향상됐다. 아울러 '규칙적인 운동', '균형 잡힌 식이', '다른 사람 돕기' 등의 건강 습관이 개선됐다.

건강 코칭과 ICT 기반 디지털 코칭이 당뇨, 고혈압 이외 만성질환자에게도 긍정적인 변화가 관찰됐다는 의의가 있다. 특히 두 임상시험

그림 4 디지털 건강스캐닝 앱 '스마트헬싱 C' 이용화면

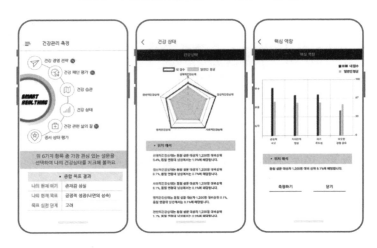

모두 대조군에 비해 실험군에서 우울증 비율의 개선이 있어 만성질환 자들에서 흔한 우울증을 극복하는 데에도 효과가 있었다.

'스마트헬싱 C'는 자동피드백에 따른 자기평가, 자기계획, 매일 맞춤형 건강트레이닝, 자기모니터링 기능을 갖춰 환자의 자기주도적 건강관리를 확인할 수 있다. 물론 훈련된 간호사와 함께하는 건강코칭이 가장 효과적이다. 하지만 웹 프로그램이나 스마트폰을 이용한 앱 프로그램들도 도움이 된다는 점을 고려하면, 간호사와 함께하는 건강코칭에 IT를 함께 이용한 프로그램이 장기적이면서도 비용을 절감하는 효과가 있을 것이다.

아직 신체활동, 체중 관리를 포함한 여러 건강행동을 변화시키기 위한 자가 경영 전략에 기반한 프로그램들이 보다 효과적으로 개발되어야 여지가 남아 있다. 앞으로 건강보험 적용 단계로 나아간다면, 더 많은 만성질환자에게 큰 도움을 줄 수 있을 것으로 기대된다.

내 삶의 30년을 결정하는
명품 건강법

100세 시대, 생존 건강을 넘어
명품 건강으로 가는 길

초판 1쇄 2022년 6월 14일 발행

ISBN 979-11-5706-261-4 (03510)

© 윤영호 2022

만든 사람들
편집   배소라 이형진
디자인   이혜진
마케팅   김성현 김예린
인쇄   천광인쇄사

펴낸이   김현종
펴낸곳   (주)메디치미디어
경영지원 전선정 김유라
등록일   2008년 8월 20일 제300-2008-76호
주소   서울시 중구 중림로7길 4, 3층
전화   02-735-3308
팩스   02-735-3309
이메일   editor@medicimedia.co.kr
페이스북 facebook.com/medicimedia
인스타그램 @medicimedia
홈페이지 www.medicimedia.co.kr